薬膳

Vegan healing recipe

ヴィーガン　ヒーリング　レシピ

田中明緒

『薬膳 Vegan healing recipe』

もくじ

冬・腎

recipe

ヴィーガンソースレシピ

作り置き発酵調味料レシピ

topic

column

この本の使い方

●本書は、春・夏・長夏（土用）・秋・冬の季節や臓器ごとのヒーリングレシピをご紹介しています。卵・乳製品などの動物性の食材、白砂糖は使用せず、体質改善や免疫力アップを意識したレシピとなっています。

●季節や「五行」体質チェックシート（14ページ）の結果に合わせて、自分の体質に合った過ごし方や食べ方、レシピを選ぶこともできます。アレルギーの方は、「秋・肺」のページ（67ページ〜）をご覧ください。

MY STORY

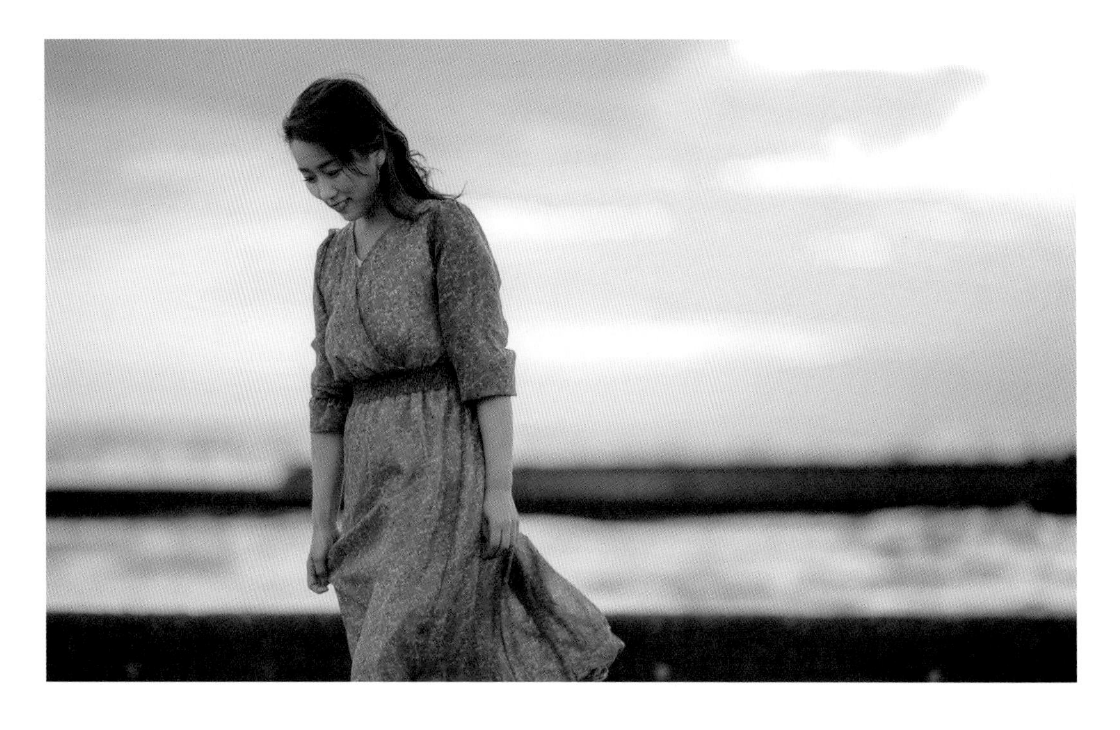

アトピーが導いてくれた
ヴィーガン料理への道

はじめまして。田中明緒です。この本を手に取っていただき、本当にありがとうございます。本書は薬膳を基本としたレシピ本ですが、ヴィーガンの方やアレルギー体質の方、さらにアトピー性皮膚炎の方にもご活用いただけるよう、動物性食材と白砂糖を使用しないプラントベースのレシピをご紹介しています。私は普段、長野県上田市の「アグリカフェあまてる」にて、鍼灸師をしながらヴィーガン料理・スイーツの販売やレッスン、ヴィーガンレシピの開発をしています。なぜ私がヴィーガン料理やスイーツを作るようになり、鍼灸師を目指したかというと、生まれつき重度のアトピー性皮膚炎や食物アレルギーがあったためです。生まれたときから私には、肉、魚、卵、乳製品、大豆、そして多くのフルーツにアレルギーがあり、食べられるものがほとんどなかったため、母は本当に大変だったと思います。母は西洋医学には頼らず、テルミー（温熱を生かした民間療法）、漢方、鍼灸、水療法、食事療法など、様々な自然療法を試しながら私を育ててくれました。

私が生まれた30年ほど前は、まだアトピーやアレルギーがあまり知られておらず、学校給食やレストランなどの食事や市販のお菓子には、アレルギーに対応したものがほとんどありませんでした。いつも保育園や学校などで出されるお菓子が食べられなかったため、私だけ干し芋などを持っていって食べるという毎日でした。次第にそんなアレルギーもちの自分が他の人と一緒に食事をすることで、周囲のみんなに気を使わせてしまうかもしれないと感じるようになり、いつしか食べることや自分自身に対して妙な罪悪感やコンプレックスを抱くようになってしまいました。そんな中、たまに親に隠れて市販のお菓子を食べてはアトピーが痒くなるということを繰り返しながら「これを食べたら痒くなるのだ」と子どもなりに体感しながら学んでいったことを思い出します。

幼少時から食物アレルギーの除去食療法をしていたため、母からは「あれを食べてはダメ、これを食べてはダメ」と言われてばかりの日々。そんなときは決まって「なんで私だけ」と悲しい気持ちになり、母に反抗したこともたくさんありました。しかし大人になった今、ずっと母がしてくれたことはすべて私のためだったのだと理解することができ、心から母の愛に感謝しています。

最大の転機は20歳のとき
症状がひどく泣きながら過ごした

物心ついた時から、我が家の食事は決まって玄米菜食でした。そのおかげでそもそも野菜は好きでしたが、一方で普通のお菓子やパン、ジュースも大好きでした。そのせいで、アトピーの症状が落ちつくと、興味本位で自分の体質に好ましくないものを色々と食べてしまい、再び症状が悪くなってしまうということを多々繰り返していました。そして中学生になると陸上部で長距離を走るようになり、汗をたくさんかいてデトックスできていたおかげなのか、何を食べても不思議とアトピーの症状が出なくなっていきました。それ以来、それまで食べられなかったファストフードや菓子パン、ジュースを以前禁じられていた反動かのように、毎日のように食べる日々。さらにメイクやファッションにも目覚め、高校時代はいわゆるギャルのように夜遊びをし、少しはめを外すことも度々ありました。

そんな私に転機が訪れたのは、ちょうど20歳の頃でした。それまでの不摂生により、アトピーが急に大爆発してしまったのです。その当時は毎日ずっと朝から晩まで体のあちこちが痒く、夜も酷い痛みと痒みで眠ることさえできなくなり、ただ生きていることさえもつらく感じてしまうようになってしまいました。それまではメイクもおしゃれも大好きでしたが、症状が顔にも出始めたため、人目がいつも気になり、まだ若かったせいか恥ずかしいという思いも強く、とくに電車の中など人の多い場所ではずっと下を向いて過ごしていたことを今も覚えています。そのとき大学生だった私は東京でひとり暮らしをしていましたが、症状がひどくて大学に行けないことも度々ありました。家族や地元の友人と電話で話すときは元気なふりをしていましたが、ひとりになるとひっそり泣いて過ごすという毎日。そんなとき、見えない存在からのメッセージが聞こえるようになり、様々な導きと助けや気づきを与えられました。その存在によってベジタリアン料理の道に導かれ、リマ・クッキングスクール（現マクロビオティックスクール リマ）でマクロビオティックの勉強を本格的にスタートし、同時に、自然農法による農業もはじめました。

自然やからだからのメッセージは気づきのチャンス

「神さまは、乗り越えられない壁は与えない」とよくいわれますが、ピンチはチャンスであり、起こること、出会う人など、すべてに意味があり、そこには何かメッセージがあるということを肌で感じました。

そもそもアトピーやアレルギーは自然や自分のからだからのメッセージであり、気づきのチャンスのために起きているのだと今は思うようになりました。それが本来自分の行くべき道ならば、川の流れのようにスムーズに進んでいきますが、それに逆らって違う道へ進もうとすると、怪我をしたり病気になったりしてストップがかかります。そのストップの出来事は人によって違いますが、私の場合はいつもアトピーやアレルギーの症状となって現れて教えてくれます。そうした経験から、自分の心の声に素直になることの大切さを学びました。

何も起こらない人生より、何か起こるほうが大変ですが、大変な方がはるかに多くの学びや気づきを得られ、成長できることも実感しました。普通に暮らせることがどれだけ奇跡的であり、ありがたく、幸せなことなのか、自分自身の症状から気づかされました。そのおかげでヴィーガン料理や鍼灸の道に入り、たくさんの素敵な方々とご縁がつながり、まわりの思いやりや愛、小さな幸せに気づき、少しだけ成長することができました。

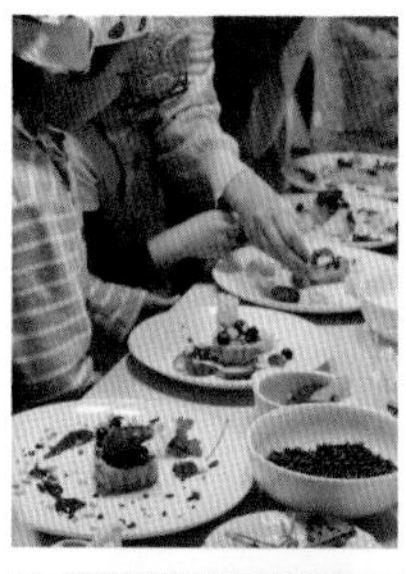

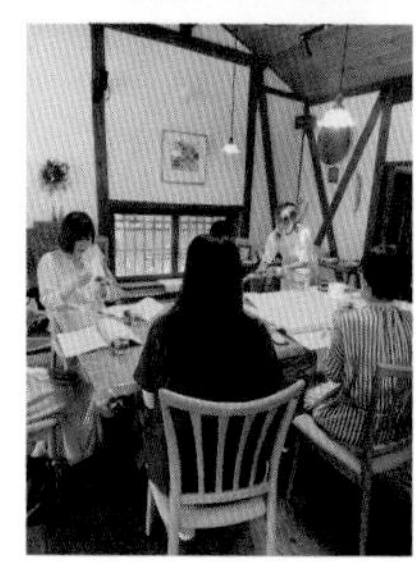

お子さんも一緒に参加できる料理教室も開催中。アレルギー体質やアトピー性皮膚炎の方でも食を楽しめることを伝えたいと思っています。

みんなが一緒に食べられる菜食を広めて人も動物も地球もハッピーに！

様々な経験を通して家族や友人、まわりの方々にたくさん迷惑もかけてきましたが、多くの方々に支えられ助けられ、そのおかげで今の私がいます。ですから今度は自分が悩んでいる人のお役に立ちたいと思うようになったのです。アレルギーでみんなと一緒に食べられないお子さんの姿を見ては、自分に何ができるかを次第に考えはじめました。自分自身が子ども時代に家族と一緒に菜食料理を食べることで、からだも心もとても幸せを感じたことを思い出し、アレルギーの人もそうではない人も、一緒に食べられる料理作りを伝えたいという思いが強くなりました。

そして20代前半からヴィーガン料理教室やワークショップをはじめるようになり、そこにはアレルギー体質のお子さんから大人の方まで来てくださいましたが、様々な症状で悩んでいる方の多さに驚きました。教室で料理やスイーツを作ったとき、アレルギーのお子さんが「私でも食べられるー！」と笑顔でよろこんでくれることがとてもうれしく、参加者の皆さんの一言がこの仕事を続けていく活力になっています。

病気の意味に気づくためには、「愛と感謝」と「自分の心の声を聞いて受け入れること・許すこと」がキーワードだと私は思っています。いつだったか「アレルギーを受け入れて仲よくして」という見えない存在からメッセージをいただいて、導かれていきました。それまではずっと知らず知らずのうちにアレルギーと闘い、出てくる症状を許していなかったことにそのとき気づいたのです。

今はアレルギーの方だけではなく、宗教上の食事制限がある方なども、みんなが同じテーブルで安心して食べられるヴィーガン料理をご紹介し、笑顔やハッピーを拡大していくお役に少しでも立てたら、という思いで活動しています。ヴィーガンやオーガニックの料理がもっと広がって、多くの人が命あるものを大切にする選択をしていけば、アレルギーや病気も減少し、人・動物・地球環境にやさしく、愛と調和に満ちた世界になるとも感じています。そんな愛と調和にあふれる美しい地球を、次世代の子どもたちに手渡すために活動していきたいと思っています。

菜食を選択することで
自然のままの植物さんの生命力・エネルギーを感じ
からだや心にエネルギーがあふれ
そのあふれるエネルギーが
愛や、やさしさとなって
持続可能な地球や社会が
実現することを願って
LOVE

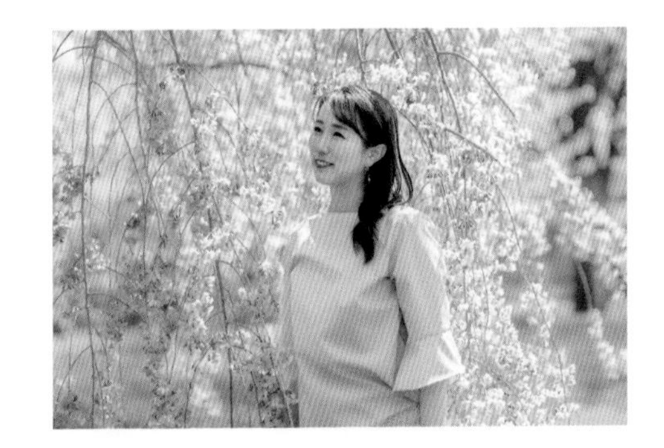

薬膳の基本

本書のレシピの基本となる、
薬膳の世界観をご紹介します。

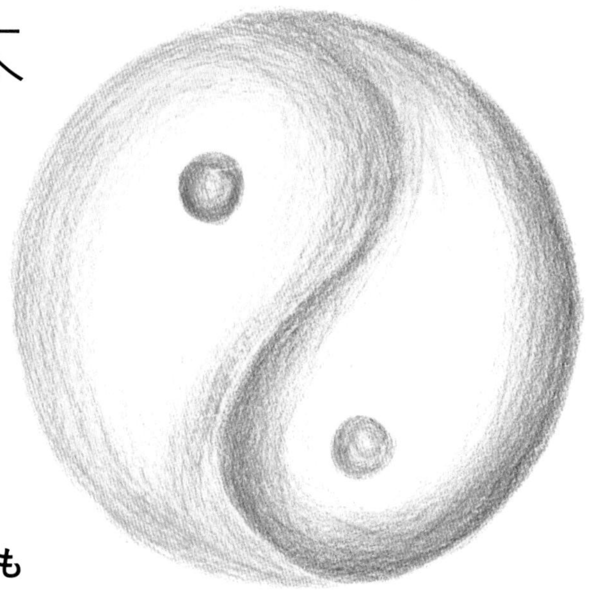

陰陽太極図。本来は白と黒で描かれ、白い部分が「陽」を、黒い部分が「陰」を表す。

毎日食べている身近な食材にも薬と同じように薬効がある

薬膳とは、漢方の考え方を基本に、季節や体質に合わせて食材を選んで作る料理のことです。中国には「薬食同源」という言葉があり、これが薬膳の考え方のもとになっています。

「薬食同源」とは、薬と食べ物は本来同じものであるという考え方で、食べ物は一つひとつ味や形が違うのと同時に、それぞれ独自の働きをもち、口にしたときにからだに及ぼす影響も異なるとされています。

「薬になる料理＝薬膳」であっても、手に入りにくい特殊な食材や生薬を使う必要はありません。どこにでもある身近な食材が、私たちのからだの薬やエネルギーになります。大切なのはそれぞれの食べ物の働きを知り、季節や自分の体質、住んでいる土地の気候風土に合わせて、最も適した食べ方をすることです。東洋医学には、からだは自然と一体であり（「天人合一」）、その土地でとれた季節の恵みを食すことで環境と調和する、という考え方（「身土不二」）もあります。

陰陽表

陰と陽の、それぞれの性質を示した表。上段は温める働きのある収縮するエネルギーをもつ「陽性」のものを表し、
下段は、冷やす働きと緩み、崩れるエネルギーをもつ「陰性」のものを表す。

陽性	天	昼	春夏	暑い	明るい	運動	男	背部	小さい
陰性	地	夜	秋冬	寒い	暗い	静止	女	腹部	大きい

「陰陽」や「気血水」の概念で自然やからだを捉えてみよう

漢方とは、本来は「漢方医学」といい、長い歴史をもつ中国の伝統医学（東洋医学）をベースに発展し、漢方薬を用いた治療だけでなく、薬膳や鍼灸なども含んだ医学を指します。漢方の大きな特徴は、一人ひとりの体質に合わせて治療法を考えるところにもあります。

東洋医学には、万物は「陰陽」で成り立っているという世界観があります（8ページ「陰陽表」参照）。陰と陽は光と影のようなものであり、すべてのものをつくりだしている相反する2つの気のことです。陰と陽の関係は絶対的ではなく、どちらが強くどちらが弱いという関係ではありません。常に互いを助け合い、抑制しながら釣り合いを保っています。このバランスが崩れると、自然界では異常現象が発生し、私たちのからだでは、病気が現れます。

食べ物にも陰陽があり、カリウムが多いものは陰性です。カリウムは、冷やす、緩む、崩れる、といった働きをします。一方、ナトリウムが多いものは陽性です。ナトリウムは収縮する、温める、といった働きをします。薬膳料理では陰性か陽性か食材の性質を見極め、火や調味料をうまく使って調理し、からだの調子（陰陽バランス）を整えていくことが大切です。

東洋医学において人のからだは、気・血（血液）・水（津液＊）という3つの要素から成り立っていると考えます。からだの陰陽バランスが整っていくと、気血水のバランスも整います。気血水という3つの要素を充実させてスムーズに巡らせていくという視点も、からだと心の健康を保つためには欠かせません。

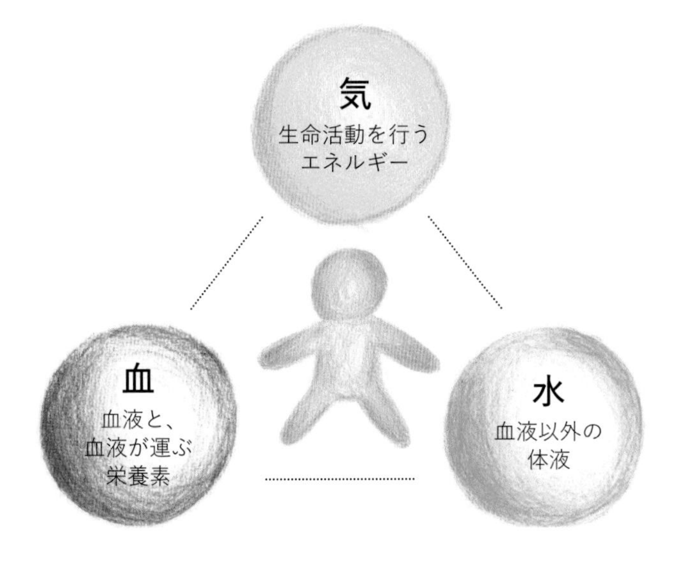

東洋医学では、人のからだは、気・血(血液)・水(津液)という3つの要素から成り立っていると考える。「気」とは、生命を維持し、活動させるエネルギーのことで、からだの中の「血」や「水」を巡らせる働きがある。気血水は、血管や経絡(鍼灸の治療点がある場所)を通り全身を巡っている。気・血・水の3つは互いに影響し合っていて、バランスが崩れるとからだに不調が起こる原因となる。薬膳料理や暮らし方によって陰陽バランスを整えることで、気血水も整っていく。

＊唾液、胃液、涙、汗、リンパ液など、血液以外の体内の水分の総称。

食に「五行」を生かそう

自然の仕組みを表す「五行学説」を知ると、季節や体調に合った食べ方を選びやすくなります。

世界のすべては「五行」から成り立っている

東洋医学では、世界のすべては自然界に存在する木（もく）＝植物、火（か）＝熱、土（ど）＝土壌、金（きん）＝鉱物、水（すい）＝液体という５つの要素である「五行」でつくられていると捉えています。この思想は「五行学説」と呼ばれています。

私たちの内臓を「五行」に置き換えると、「肝」は木、「心」（心臓）は火、「脾」は土、「肺」は金、「腎」は水にあたります。さらにこの５つの臓器「五臓」を助ける胆・小腸・胃・大腸・膀胱は「五腑」に分類され、「肝」と胆、「心」と小腸、「脾」と胃、「肺」と大腸、「腎」と膀胱は一体となって働きます。これを「五臓五腑」と呼びます。「五腑」に三焦（固定された部位ではなく、リンパの流れなどを含む免疫系の働き）をプラスすると「五臓六腑」となりますが、これは人間の内臓全体を表すときに用いられる概念です。

「五行学説」は現在も鍼灸治療の臨床に用いられています。「五行」の５つの要素はそれぞれ関わり合いながら体系を保っていて、相生（そうしょう）関係では互いに助け合い、相克（そうこく）関係では抑制することでバランスを取っています（11 ページ「五行学説」の図参照）。

「五味」を組み合わせてからだの機能を補っていく

酸味・苦味・甘味・辛味・鹹味（かんみ）（しおからい味）という５つの味を「五味」といい、これらは「五行」（木火土金水）と対応し、「五臓」（肝心脾肺腎）とも深い関わりをもっています。酸味・苦味・甘味・辛味・鹹味のそれぞれをうまく組み合わせて食べれば、からだの機能を補い高めることができますが、とり過ぎると健康を害することもあります。病気の予防や未病を改善するためには、「五味」を意識的に食事に取り入れていくことが大切です。

食材の味は「五味」のうち一つだけではなく、苦くて辛いもの、甘くて酸っぱいものなど、いくつかの味が組み合わさっています。それぞれの食材の

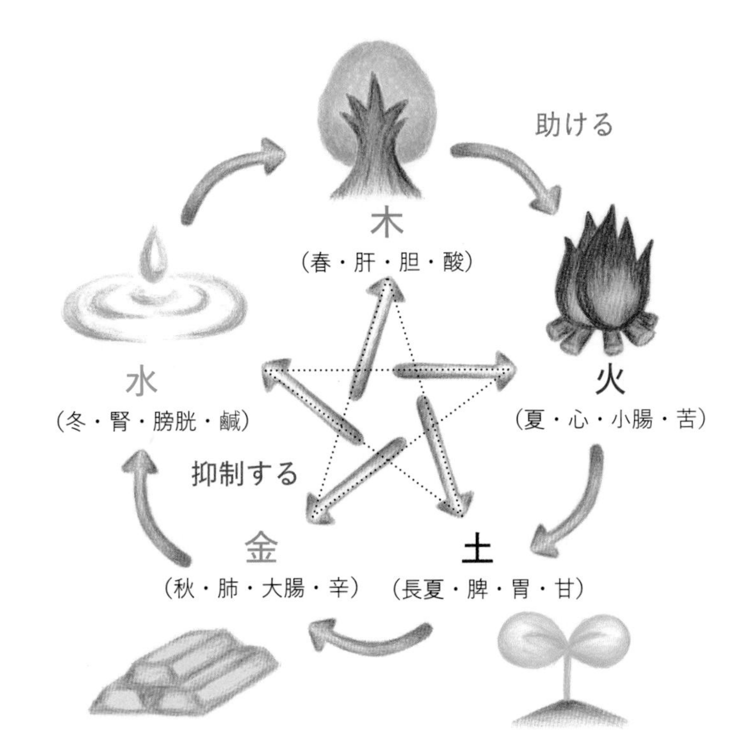

「五行学説」の図

「五行学説」とは、万物を木火土金水の5つの要素に分類する考え方。木火土金水それぞれが互いに影響を与えあって変化し、バランスを保っている。

相生

補助し生み出す関係。木は燃えて火を生み、火がものを燃やすと土（灰）が生じ、土が固まることで金（鉱物）が生まれ、金からは水が湧き出し、水は木を育てる。

相克

抑制・破壊する関係。木は土から養分を奪い、土は水をせき止め、水は火を消し、火は金（金属）を溶かし、金属（刃物）は木を切り倒す。

味とからだへの働きの特性を最大限に生かしながら、料理という形で日常的に取り入れていくのが薬膳の食養生です。

「五味」は舌で感じる味に加え、からだの中での働きも含めて区分されています。たとえばみかんやレモンなどの柑橘類や酢や梅干しなどの「酸味」は、体液などが漏れるのを抑える作用があり、汗止めや頻尿、下痢などに効果的です。緑茶やにがうりのように「苦味」のあるものは、余分な熱や毒を取って炎症を抑える作用があり、夏バテや便秘を解消してくれます。豆類などの自然な「甘味」は、血液などの栄養成分や「気」を補給して疲れを取る働きがあります。しょうがやニンニクなどの香味野菜やターメリックや辛子など、香辛料と呼ばれる「辛味」はからだを温めて気や血行を促進し、発汗させる作用があります。塩や味噌などしょっぱい「鹹味」は、排泄を促し便通をよくする働きがあります。

基本的にからだによい食事とは、「五味」がバランスよく入っている食事です。毎食、5つの味を料理に盛り込むとなると負担に感じるかもしれませんが、特別手間をかけなくても薬味として梅干しをちょっと加えたり味噌汁などの汁物を添えたりして、足りない味を手軽な形でプラスすればいいと思います。また、毎日の食事では旬の食材を食べることも大切です。旬の食材は栄養価が高く、よい「気」がたくさん含まれています。

理想的な食べ方とは？

「五味」の食材の性質や自分のからだへの影響を知り、食を整えていきましょう。

「五行色体表」と「五性」で知る食べ物とからだの深い関係

食べ物の「五味」は、からだに入るとそれぞれ決まった臓腑に働きかけます。「五竅（ごきょう）」（目・舌・口・鼻・耳）や「五主」（筋肉・血脈・肌肉・皮毛・骨）とも密接に関係しています。その関係は、自然界や人間のからだを「五行」に分類した「五行色体表」（13ページ参照）で見ていくとわかります。たとえば「酸味」は、「五臓」では肝臓、「五腑」では胆のう、「五竅」では目、「五主」では筋肉と対応し、それらの働きを補うことがわかります。同様に「苦味」は心臓や小腸、血脈、舌を、「甘味」は脾臓、胃、肌肉、口を、「辛味」は肺と大腸、皮毛、鼻を、「鹹味」は腎臓や膀胱、骨、耳の働きを補うことがわかります。すべての臓腑器官が食べ物の「五味」によって養われているため、一味でも不足したりとり過ぎたりすると、五臓五腑の働きが悪くなったり過剰になったりします。

さらに「五味」は、同じ「五行」に属するもの以外の臓腑器官を補う働きもあります。これを相生（そうしょう）と呼びます。それに対し、とり過ぎると特定の臓器にマイナスに働く相剋（そうこく）の関係もあります（11ページ「五行学説」の図参照）。「酸味」は脾・胃（甘味）を害し、胃腸のトラブルを引き起こします。「苦味」は肺・大腸（辛味）を害し、風邪をひきやすくし、「甘味」は腎・膀胱（鹹味）を害し、むくみを招きます。「辛味」は肝・胆（酸味）を害して、頭痛や目の充血を引き起こし、鹹味は、心・小腸（苦味）を害し、血圧を上昇させます。「五味」をバランスよく取り、「五臓」をまんべんなく養うことが大切です。

また、食べ物にはからだを温めたり冷やしたりする性質があり、寒・涼・平・温・熱の「五性」に分けられます（13ページ「五性表」参照）。温めるほど陽性になり、冷やすほど陰性になります。寒・涼性の食物と熱・温性の食べ物を組み合わせたり、からだが陽性のときは陰性の食べ物を、からだが陰性のときは陽性の食べ物を取り入れることで、心身の陰陽バランスを整えます。また、たとえば夏（陽）には陰性の食べ物が冬（陰）には陽性の食べ物が収穫できることから、旬の食べ物はからだの中の陰陽バランスを整える働きがあると考えられています。

五行色帯表

自然界や人間のからだの働きを「五行」によって分類した表。縦に並ぶ要素は同じ性質に属し、それぞれ対応する。たとえば、「五行」の木にあたる季節は春(「五季」)で、酸味(「五味」)があるものを食べると肝(「五臓」)や胆(「五腑」)が養われる、と読み取ることができる。

五行	木	火	土	金	水
五季	春	夏	長夏	秋	冬
五色	青	赤	黄	白	黒
五臓	肝	心(心臓)	脾(脾臓)	肺	腎
五腑	胆(胆のう)	小腸	胃	大腸	膀胱
五主	筋肉	血脈	肌肉	皮毛	骨
五味	酸	苦	甘	辛	鹹(しおからい)
五志	怒	喜	思	憂	恐
五液	涙	汗	涎(よだれ)	涕(はなみず)	唾(つば)
五穀	麦	黍(もちきび)	稷(うるちきび)	稲	豆
五菜	葵	藿(大豆の葉)	薤(らっきょう)	葱(ねぎ)	韮(にら)
五果	李(すもも)	杏(あんず)	棗(なつめ)	桃	栗
五方	東	南	中央	西	北
五気	風	熱(暑)	湿	燥	寒
五竅	目	舌	口	鼻	耳
五華	爪	顔	唇	毛	髪

五性表

「五性」とは、からだを温めたり冷やしたりする食べ物の性質のこと。

陽性 ←――――――――――――――――→ 陰性

熱	温	平	涼	寒
【からだへの働き】				
代謝を高める	からだを温める	体質を選ばない	夏場の水分補給	鎮静・解毒効果
【用いるとよい症状・体質】				
寒気・風邪	疲れやすい 冷え性	子どもや高齢者 虚弱体質 貧血・病後	のぼせ 高血圧 便秘	高熱・炎症
【食物】				
山椒・胡椒 唐辛子・シナモン 日本酒	生姜・栗・ナツメ 大葉・かぼちゃ 餅米・ねぎ・桃	小豆・キャベツ とうもろこし・米 にんじん・じゃがいも 椎茸・葡萄	ハトムギ・大根 菜の花・セロリ 蕎麦・粟・大麦 きゅうり りんご・梨	スイカ・にがうり 豆腐・レンコン バナナ・昆布 わかめ

「五行」体質チェックシート

人それぞれの体質に合わせた食材やレシピを選ぶことで、からだの弱い部分を補うことができます。まず、以下の体質チェックシートで、自分の体質の傾向を知りましょう。A～Eで当てはまる項目にチェックし、最もチェックの多いものが、あなたの基本体質です。複数の体質を併せ持っている場合もあります。

A

□貧血・めまいを起こしやすい
□イライラして怒りやすい
□ストレスが原因で、よく体調を崩す
□爪が欠けやすく、もろい
□顔に青筋が立っている
□目が疲れやすい
□足がつりやすい
□肩・首がよく凝る
□ 酸っぱいものが好き
□月経前の痛みや月経痛がある

B

□よく動悸を感じる
□よく息切れをする
□興奮しやすい
□物忘れがひどい
□不安感がある
□寝つきが悪く眠りが浅い
□暑がり
□シミ・くすみが気になる
□血行が悪く手足が冷える
□舌に黒い斑点がある

C

□外食が多く暴飲・暴食になりがち
□よく胃が痛くなる
□よく下痢をする
□よく便秘になる
□手足がだるい
□水太りしている
□顔のたるみが気になる
□皮膚の色が黄色っぽい
□甘いものが好き
□口角が荒れやすい

D

□アレルギーがある
□花粉症がある
□咳・痰が出やすい
□疲れやすい
□肌トラブルが多い
□色白
□辛いものが好き
□髪のつやがない
□シワが気になる
□皮膚が弱い

E

□足腰がだるくて冷える
□手足・顔がほてる
□手足・顔がむくむ
□トイレが近い
□肌の色が黒ずんでいる
□病気になると治りにくい
□老けてみられる
□虫歯が多い
□骨が弱い
□抜け毛・白髪が多い

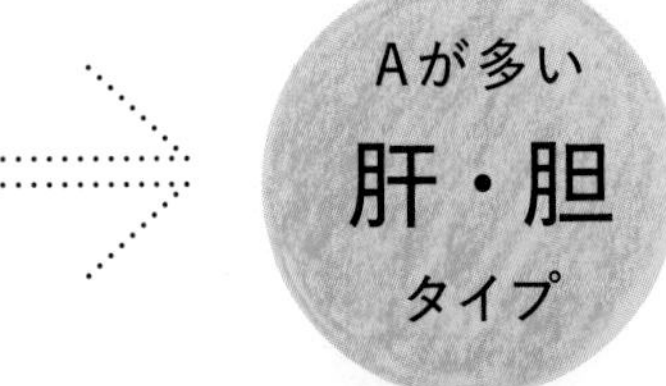

このタイプはいわば「優秀なビジネスマン」。いつも頭とからだとこころがフル回転で動いている、真面目ながんばり屋さんです。ストレスの影響による自律神経のトラブルやかすみ目などの目のトラブル、月経による不調も起きやすくなります。「気」の巡りをよくし、意識的にリラックスする時間を作りましょう。⇨ **【春・肝レシピ 17 ページへ】**

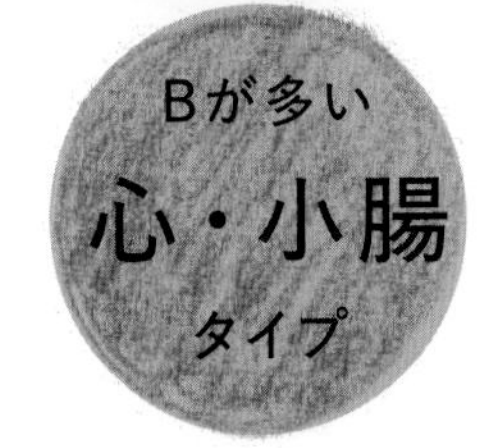

このタイプは「国民の働きを支えるパワーみなぎる国王」のような人。「心」がからだ全体を温め、五臓六腑の働きを支えているように、周囲のために休まず働く太陽のようなパワーで溢れています。神経の細やかさが体調に表れやすく、「心」が弱まりやすいので注意しましょう。⇨ **【夏・心レシピ 33 ページへ】**

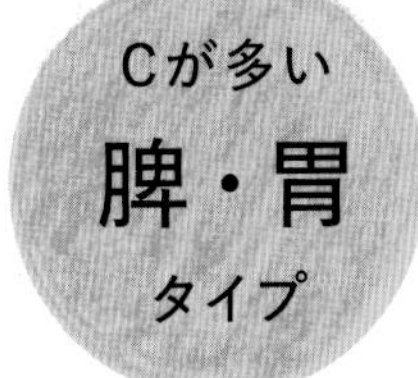

このタイプの人は「元気で前向きな縁の下の力持ち」です。みんなのことを常に考え、引っ張り、助け、慕われている人気者。「脾」はエネルギーや栄養をからだ中に送る働きがあり、様々な器官は、「脾」が運ぶ気血を受け取って動いています。このタイプは胃腸系が弱いので、食欲不振や食べ過ぎに注意しましょう。⇨ **【長夏・脾レシピ 49 ページへ】**

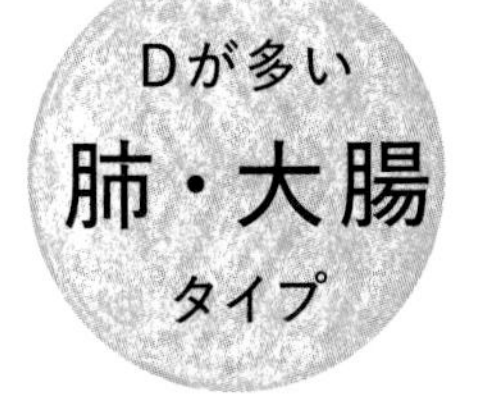

このタイプは「やさしくみんなを支える管理職」のような人で、頼りになる気配り上手。「肺」が気血水の流れや呼吸を調節する器官であるように、このタイプの人も組織全体の管理や調節を得意とします。外の影響を受けやすい敏感さがありますが、がんばり過ぎの傾向にあるのでときには周囲に甘えてみて。⇨ **【秋・肺レシピ 67 ページへ】**

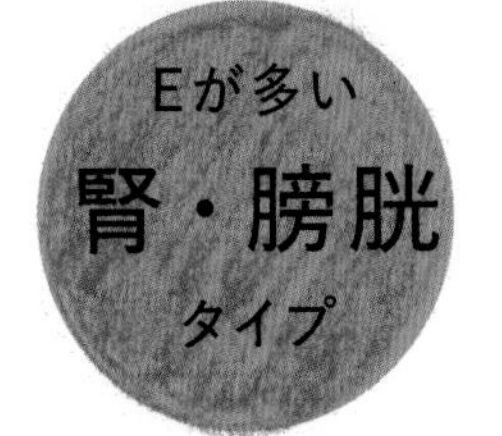

このタイプは「元気あふれる中心人物」。好奇心旺盛で、興味があることに没頭して進み続ける努力家です。「腎」は生命エネルギーを生み出す源で生長や発育を支え、からだの水分代謝を受け持っている生命の原動力の源です。このタイプの人は新陳代謝が悪くなりがちなので、からだを冷やさないことが重要です。⇨ **【冬・腎レシピ 83 ページへ】**

\ topic1 /

料理の幅が広がる！
おすすめヴィーガン食材

動物性の食材を使用しないヴィーガン料理では、肉やチーズ、卵の風味を出すための代替食品など、特徴的な食材を使用します。ここでは、あると便利なおすすめ食材をご紹介します。自然食品店やインターネットなどでも手軽に購入できるので、ぜひ試してみてください。

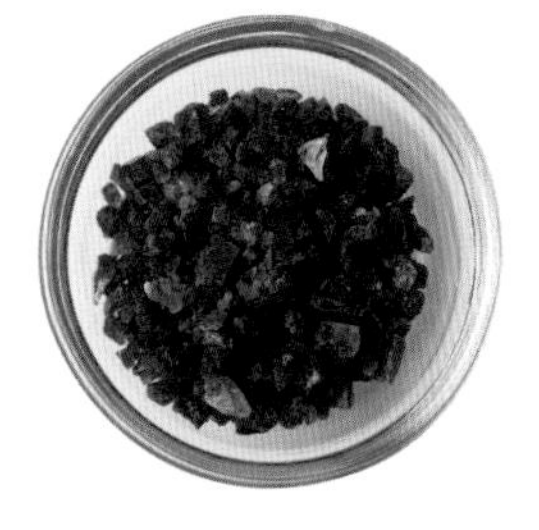

ニュートリショナルイースト

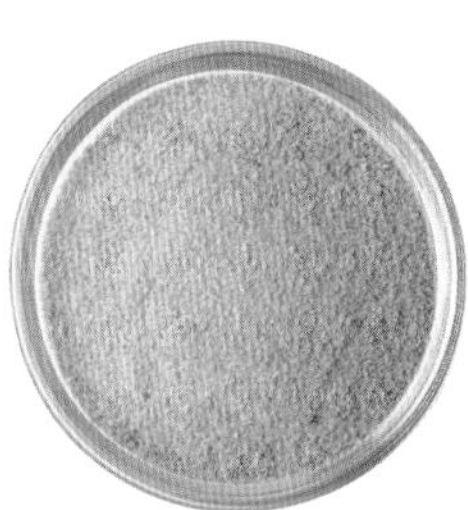

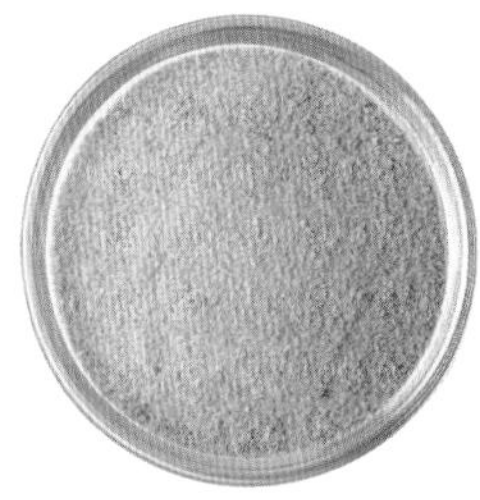

糖蜜で発酵させた酵母です。「イースト」といっても、パン作りなどに使用するイーストとは違うものです。ベジタリアンに不足しがちなビタミンB12を含み、チーズ風味をつけるときによく使います。

ヒマラヤブラックソルト

ブラックソルトは、ヒマラヤ山脈でとれるミネラルが豊富な岩塩です。硫黄の香りがするため、卵の風味をつけたいときに使います。一般的な岩塩に含まれるナトリウムやカリウム、マグネシウム、カルシウムなどのミネラルとともに、硫黄や銅、鉄、亜鉛も含まれるのは、形成過程でマグマに接触して焼かれたためといわれています。

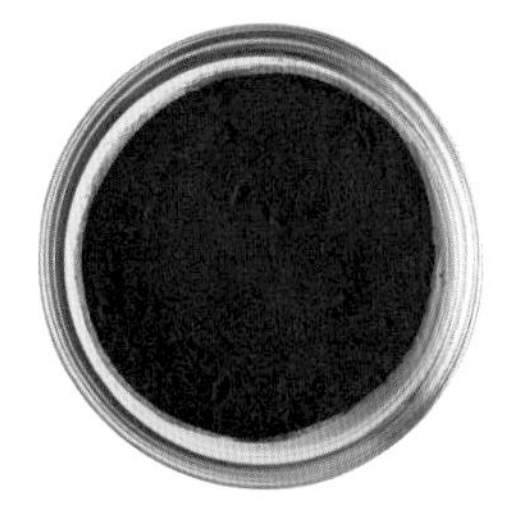

ブルースピルリナ

「スピルリナ」という藻に含まれるフィコシアニンから抽出した食品用天然着色料。スイーツや料理を鮮やかなブルーに色付けます。スピルリナは約30億年前から生息している藻で、ビタミン、ミネラルなど、50種以上の栄養成分を含むスーパーフードです。

ヘンプシード（麻の実）

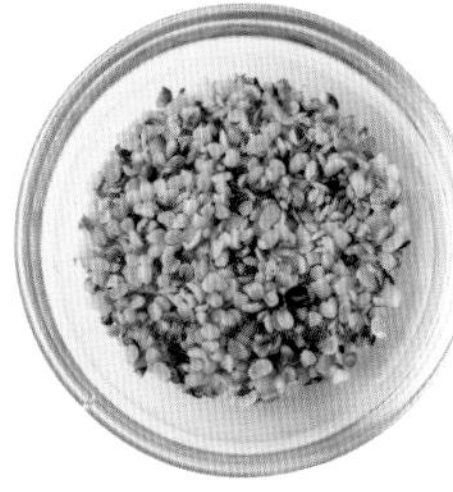

良質なタンパク質、必須脂肪酸（オメガ3脂肪酸、オメガ6脂肪酸）、不溶性食物繊維、ビタミン、ミネラル（鉄、銅、亜鉛、マグネシウム）をバランスよく含むスーパーフード。「麻子仁丸（ましにんがん）」という生薬に使われ、古くから便秘薬としても用いられてきました。殻を取り除いた麻の実ナッツは、サラダやごはんにふりかけてもおいしいです。

大豆ミート

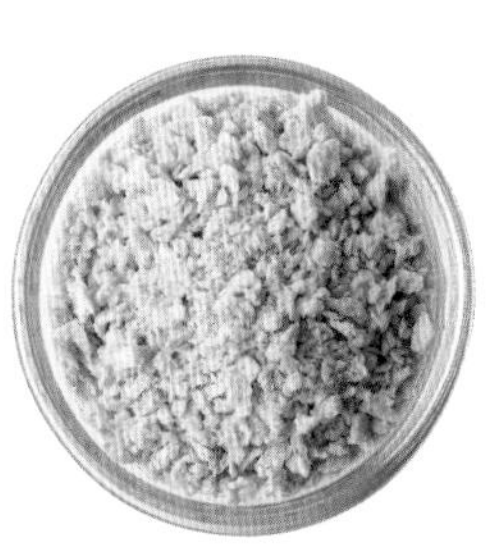

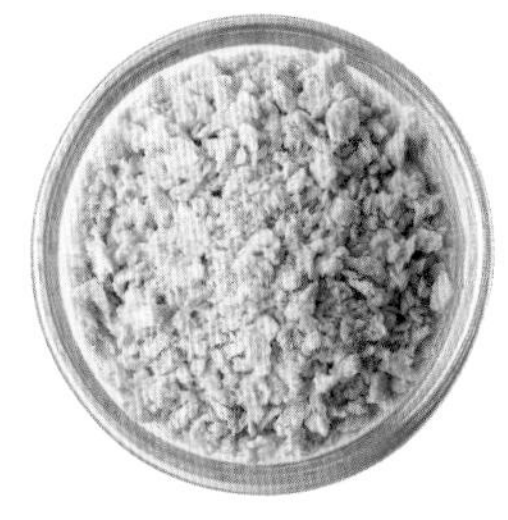

フレーク状やブロック状のものなどが市販されています。食感が肉に似ており、ヴィーガン料理では肉のかわりに使います。大豆が主原料なので、低脂質、高タンパクで、栄養面で優れているのも魅力です。

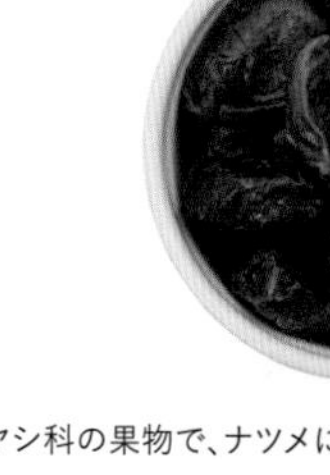

ココナッツオイル

ココヤシの実の胚乳から抽出されるオイルで、ロースイーツによく使われます。中鎖脂肪酸を多く含み、速やかに消化吸収されるのが特徴です。約20度以下になると固まる性質があり、酸化しにくく、熱に強いので、焼き菓子や炒めものにも使われます。

デーツ

デーツはヤシ科の果物で、ナツメに似ていることから、日本ではナツメヤシと呼ばれています。ドライフルーツにして世界中で利用されており、甘味料としても使われます。栄養も豊富で、美容と健康のために食べる人も多く、そのままでも甘くてとてもおいしいため、ヘルシーなおやつにもなります。

春

Detox

肝

自然界のすべての植物や動物たちが、キラキラと目覚める春。何か新しいことをはじめたくなる季節です。冬にため込んでいたものが少しずつ緩み、排出されるデトックスの時期でもあります。ここでは、春のからだの変化や過ごし方と食べ方、レシピをご紹介します。「肝・胆タイプ」（14、15 ページ参照）の方は、季節を問わず春のからだの傾向にあるため、春の過ごし方や食べ方を参考に生活してみてください。

春のからだ・過ごし方

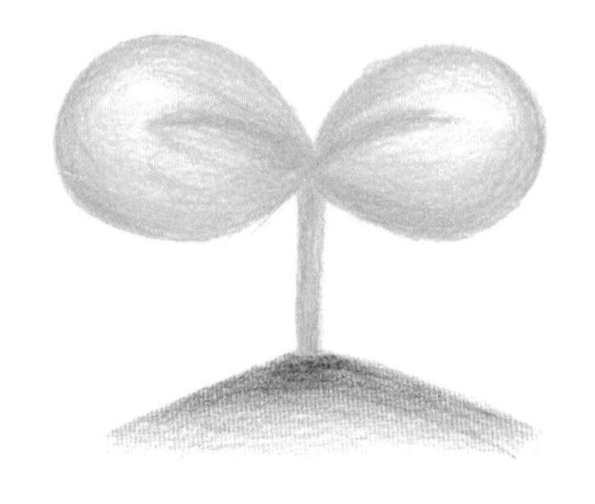

陽の気が活発になり情緒が乱れやすい

春は五臓のうち「肝」の機能が盛んになり、また弱まりやすい時期でもあります。そして陽の気の高まりに伴って気血水の「血」が高ぶるようになるため、頭痛、鼻詰まり、喉の痛み、目の充血、めまい、イライラなど、主にからだの上部、顔や頭に症状が現れやすくなります。

この時期に起こるアレルギー疾患である花粉症も、陽の「気」に伴う血液の上昇が要因です。血液がからだの上部に滞るため、鼻や目の粘膜が充血して炎症を起こし、鼻水、鼻詰まり、目の痒みなどをもたらします。とくに目は「肝」の異常を表すため、目の疲れ、充血、炎症などが起こりやすくなります。

さらに自然界にも気が満ち、精神的にも意欲が出てきて、「気」の流れを調整する「肝」が活発に働くため、「気」が揺らぎやすくなり、イライラやストレスを感じ、情緒が不安定になりがちです。「気」の流れが乱れることで「血」の流れも悪くなり、肩凝りや目の疲れ、シミやくまも目立つようになります。

心もからだものびのびと過ごそう

冬からだんだん陽の気が高まってくる春。朝は起きたときは深呼吸をして、陽の「気」を体内に吸い込みましょう。髪は縛らず、ゆったりとした服装でからだを緩めたり、寝るときものびのびと寝られるように緩めのパジャマを着ることも大切です。

春の目のトラブル予防には、目の周りをやさしくマッサージしてみましょう。またストレッチや散歩をして、気の巡りをよくしていくことで、春が過ごしやすくなります。汗をかくような激しい運動ではなく、ゆったりとした動きの運動がおすすめです。たとえばヨガなどで深い呼吸をしながらからだを動かすと、滞っていたリンパや老廃物が流れて副交感神経が優位になるため、落ち着いた気持ちで過ごせます。

春には「肝」を補う酸味のあるものを食べるといいとされますが、アロマオイルを使うときも酸味のある柑橘系やキク科の植物のオイルを試してみて。「肝」に作用し、心もからだもリラックスできます。

春の食べ方

酸味のある食材で「肝」を癒やして

春に高ぶり、疲れた「肝」の働きを補って正常に戻してくれるのが、酸味のある食材です。「五行学説」では、酸味は「肝・胆」をはじめ、目や筋肉の働きを正常に戻し、養う働きがあるとされます。酸味を代表する食材には、いちご、梅干し、酢、かぼす、すもも、さくらんぼ、りんご、レモンなどがあります。これらの食材で「肝」の働きを助けることによって「気」の滞りも解消され、ストレスや疲労感も緩和します。酸味はアルカリ性のため、からだが酸化するのを防ぎ、免疫力アップも期待できます。

「肝」が弱まり「気」の流れが悪くなると、「血」（血流）も滞ってしまいます。「肝」の弱まりからくる「血」の滞りには、ヨモギや菜の花、ふきのとうなどの春の山菜も有効です。これらの青くて苦味のある食材は、血流の流れをよくし、冬にため込んだ老廃物を排出する役割も果たします。苦味にはこもった熱を冷ます働き（清熱）もあり、「肝」の高ぶりが引き起こすのぼせなどの不調も鎮めてくれます。

春の食材 春におすすめの代表的な食材をご紹介します。

※熱性・温性はからだを温める性質、寒性・涼性はからだを冷やす性質、平性はそのどちらでもないことを表しています（13ページ参照）。

いちご

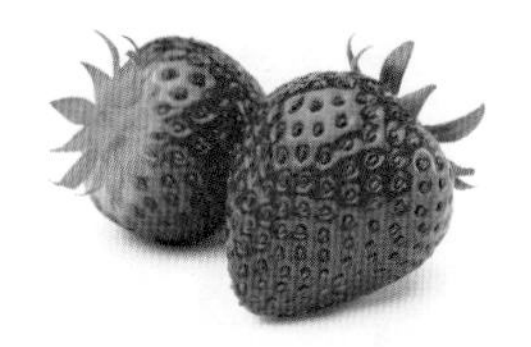

涼性　酸味・甘味（旬:12～6月　肝・胃・肺に効果あり）

「血」と体液を養いながら熱を取る作用があるため、からだに余分な熱がこもり血圧が高めになっている人に有効です。いちごに含まれるアントシアニンはポリフェノールの一種で、抗酸化作用があります。

うど

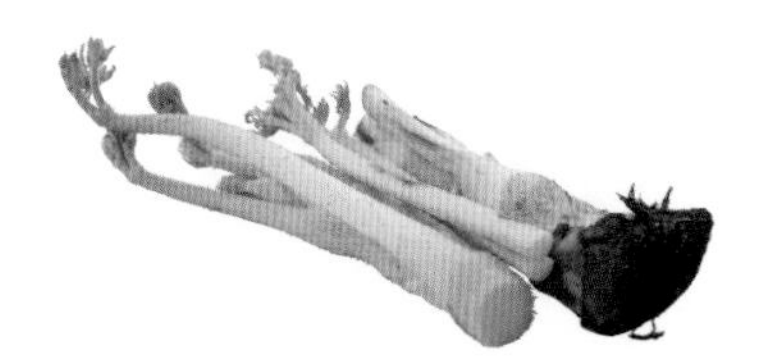

温性　苦味・辛味（旬:3～5月　肝・腎・膀胱に効果あり）

初期の風邪によく、旨味成分のアスパラギン酸が新陳代謝を高め、ミネラルの吸収を促してくれます。根の部分は、独活（どっかつ）という漢方薬として、冷えや湿度の影響による頭痛や関節痛の治療に用いられています。

春の食材

梅

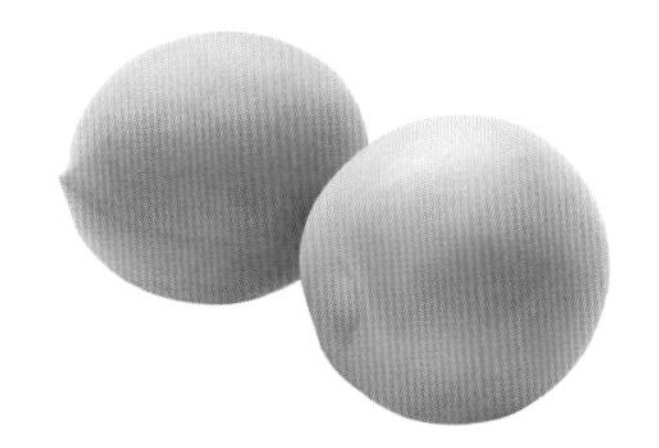

平性　酸味(旬:6月　肝・脾・肺・大腸に効果あり)

酸味が唾液の分泌を活発にするため、発熱、多汗症、喉の渇きを改善してくれます。整腸作用があるため、下痢にも有効です。消化吸収を促進し、水分代謝を正常化するため、夏バテにもよいとされています。

菊花

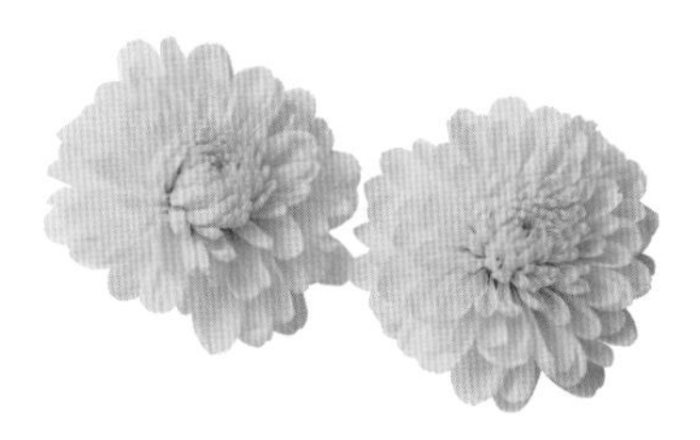

寒性　苦味・甘味・辛味(旬:9〜11月　肝・肺に効果あり)

日本では生食が一般的ですが、中国では乾燥したものが用いられます。薬膳では、目の乾きや結膜の充血など、目のトラブルによく用いられ、眼精疲労を伴う頭痛にも効果があるとされています。飲む目薬と呼ばれる漢方薬「杞菊地黄丸(こぎくじおうがん)」にも含まれています。

クコの実(乾燥)

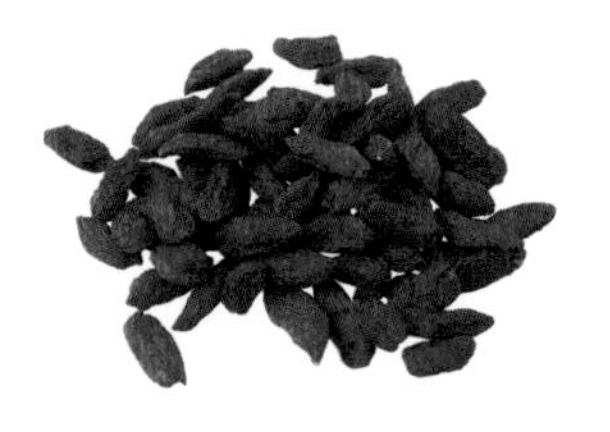

平性　甘味(旬:7~8月　肝・腎・肺に効果あり)

中医学では、眼精疲労やかすみ目などの様々な目のトラブルに欠かせないものとされ、飲む目薬と呼ばれる漢方薬「杞菊地黄丸(こぎくじおうがん)」にも含まれています。筋肉を強くする作用があり、アンチエイジングのためにもよいとされます。

米

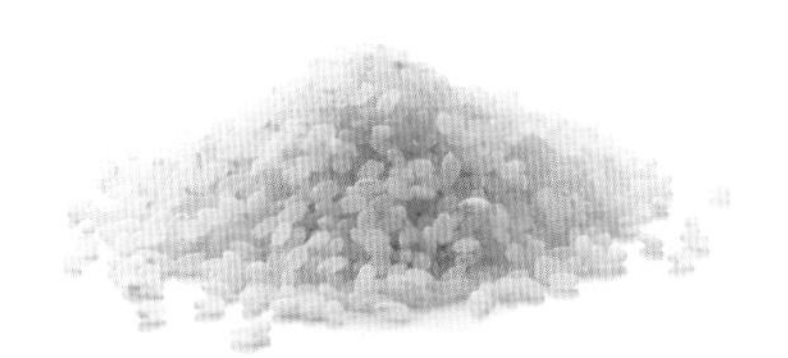

平性　甘味(旬:8月下旬〜11月　脾・胃に効果あり)

春は「肝」の働きが活発になるため、「脾」が抑制され過ぎて食欲不振や吐き気、下痢や軟便といった消化器系の不調が出やすい時期ですが、米は消化吸収機能を整えてくれます。特徴的な働きとして、からだを元気にして胃腸の働きを整え、ほてりを鎮めることが挙げられます。

筍

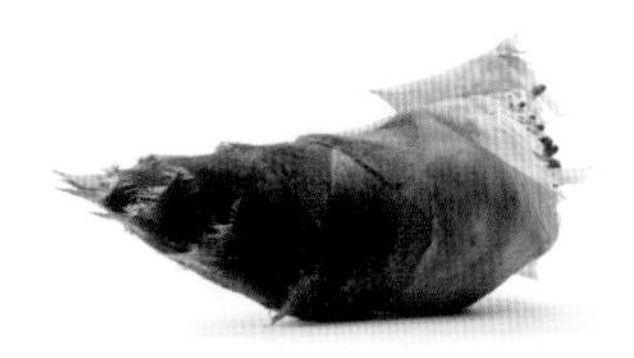

寒性　苦味・甘味 (旬:4〜5月　胃・大腸に効果あり)

尿の出をよくし、むくみを改善する働きがあります。筍の独特な香りには、胃の働きを高めて消化をよくする働きがあるといわれています。食物繊維を多く含むため、便通を促したり、コレステロールの吸収を抑えて動脈硬化を予防したりする作用が期待できます。

タラの芽

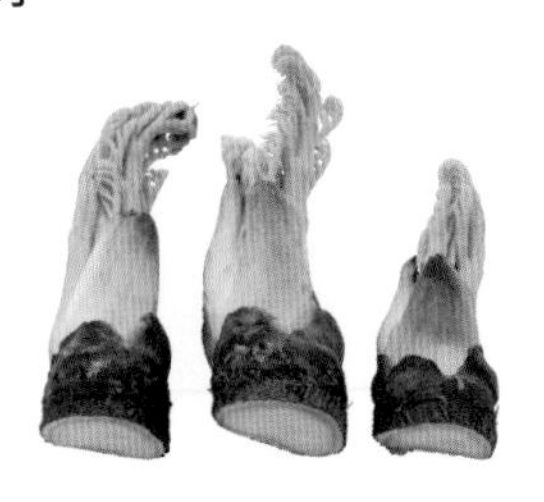

寒性　苦味(旬:1〜5月　心に効果あり)

「肝」が弱まる影響で「心」も弱まる春には、タラの芽のような「心」を養う苦味のある食材を少量とるのがよいとされます。からだにこもった熱を冷まし、不要物の排泄を促す働きもあり、とくに情緒不安定の方、のぼせやすい方、よく眠れない方、便秘の方によいとされる食材です。

ナツメ(乾燥・赤)

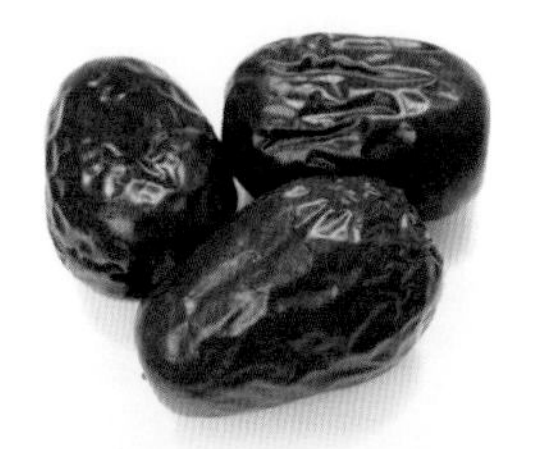

温性　甘味(旬:9〜10月　脾・胃に効果あり)

主な働きは、補中益気(疲れ・食欲不振・めまいの対策)と養血安神(躁鬱・貧血・動悸・不眠・イライラの対策)で、中国では1日3個食べれば老いないといわれるほど健康によいとされています。胃腸の働きを整え、潤いをもたらすため、空咳の出る方、喉が渇く方におすすめです。

菜の花

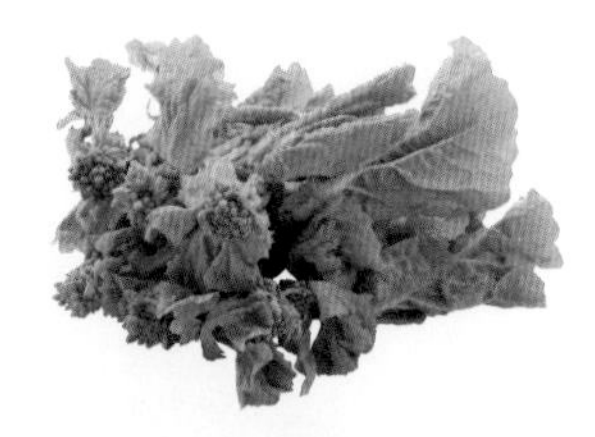

涼性　苦味・辛味(旬:2〜3月　肝・脾・肺に効果あり)

滞った血液の流れをよくし、不要物をからだの外へ出したり、腫れ物を取り除く作用があります。肝機能を補うとともに、免疫力を高めて風邪を防ぎ、食欲不振や消化不良の解消にも役立ちます。とくに、ストレスが多い方、緊張が取れない方におすすめです。

にんじん

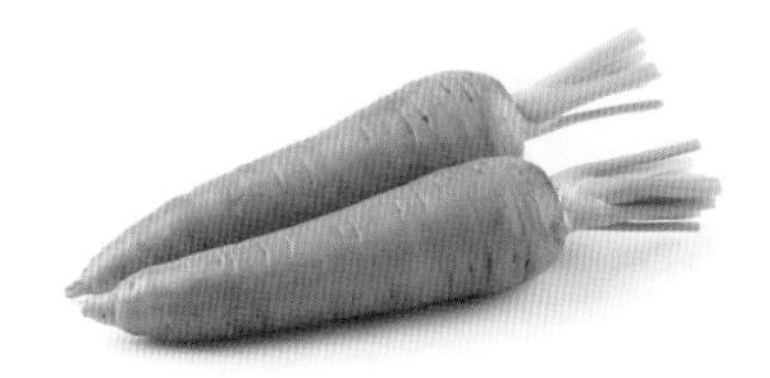

平性　甘味 (旬:4〜7月、11〜12月　肝・脾・胃・肺に効果あり)

「血」を養い、「肝」の働きを正常にして、貧血予防にも有効です。目の疲れの改善、また「脾」の働きを高め、食欲不振、便通の改善にもよいとされています。β-カロテンを豊富に含むため、抗酸化作用が強く、免疫力を高め、がんの予防やアンチエイジングにも役立ちます。

ふきのとう

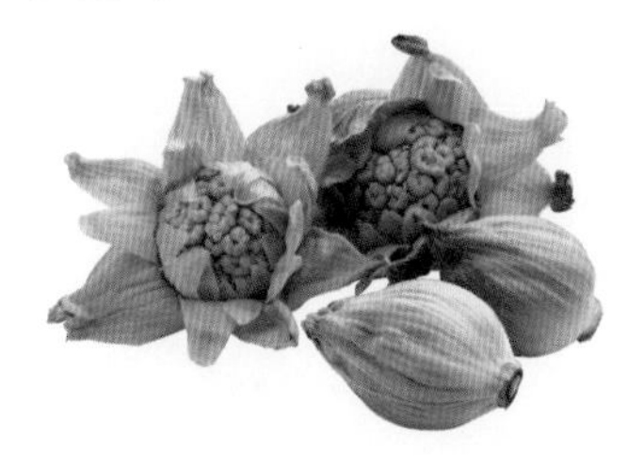

涼性　苦味・辛味(旬:2〜3月　肝・肺・大腸に効果あり)

心臓疾患の特効薬とされ、胃腸薬としても使われます。気管支系を癒やし、咳を止め、痰を取り除く働きも期待できます。冬眠から目覚めたクマはふきのとうを食べて宿便を出してから活動するといわれるほど、冬の間にたまった毒素を排泄するデトックス作用が強いとされています。

ヨモギ

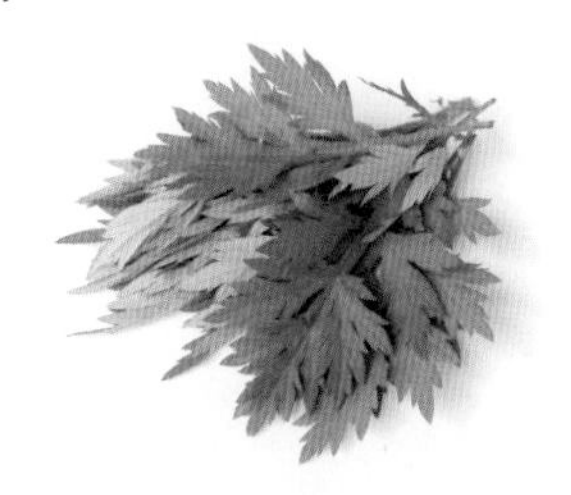

温性　苦味・辛味(旬:3〜5月　肝・脾・腎に効果あり)

独特な香りが気血の巡りを改善し、苦味が胃腸の働きを助け、中国では古くから漢方の生薬として、病気をなくす葉とされてきました。からだを温めて血液の循環を促し、ホルモンの分泌を調整して内臓機能を高める作用も。冷え性や肩凝り、月経痛などにもよいとされます。

レモン

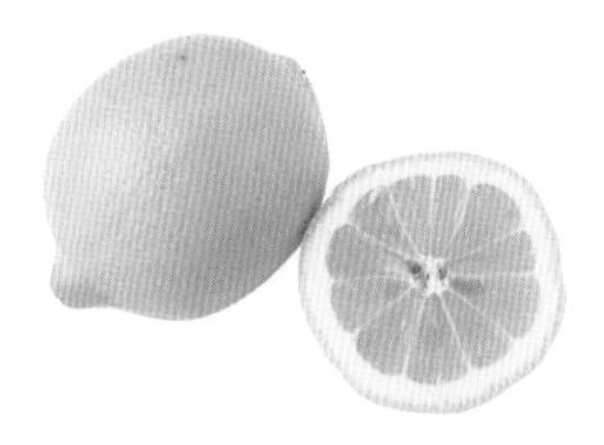

平性・涼性　酸味・甘味(旬:10〜3月　肺・脾・胃に効果)

さわやかな香りが「気」を巡らせ、消化吸収機能を高めて消化不良や夏バテ、ストレスを改善する働きがあります。脂質代謝をよくする働きや、咳や痰が出るときによいほか、肥満や生活習慣病の予防にも有効です。熱を取る作用のある菊花とともに食べれば高血圧予防にも。

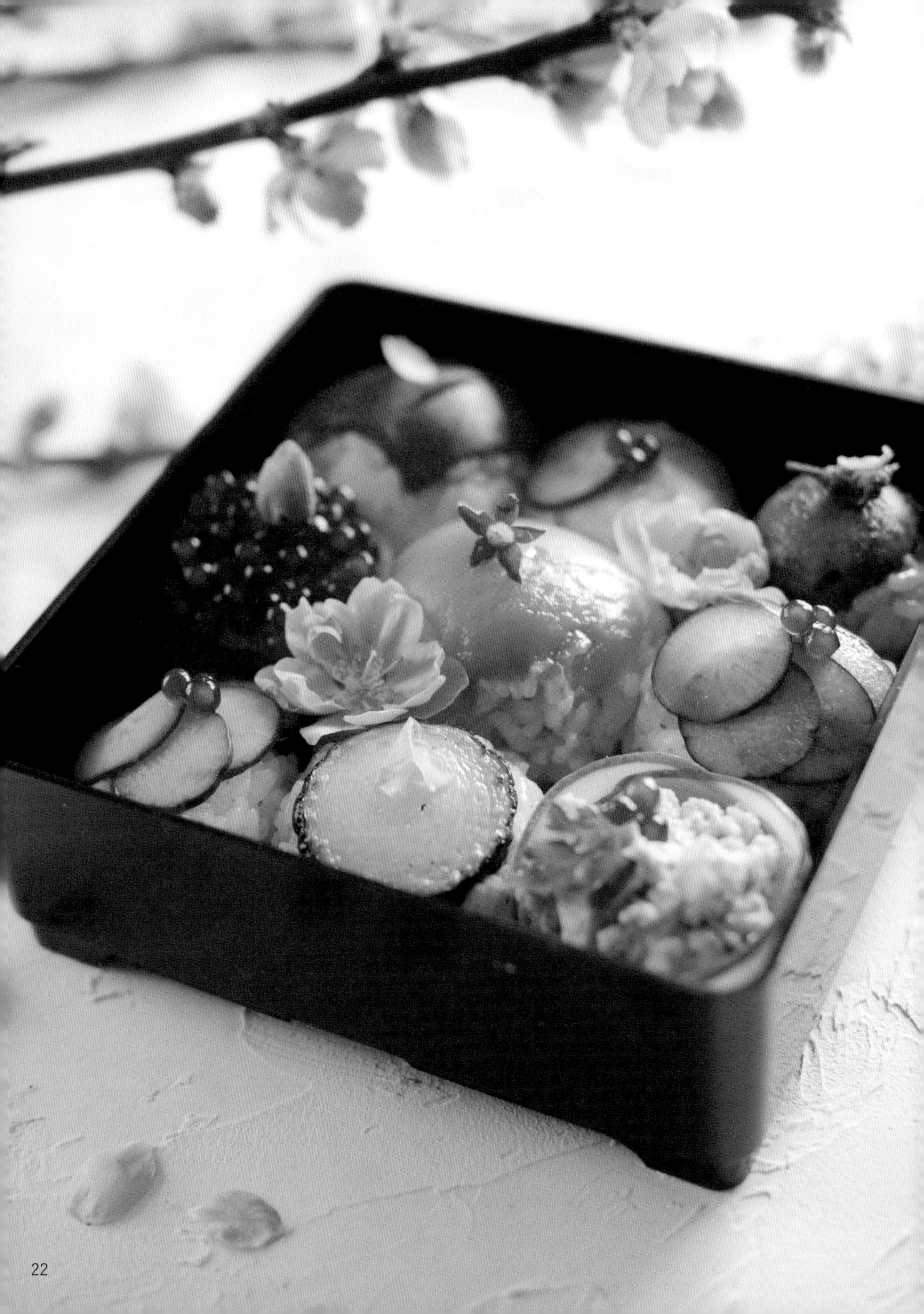

Vegan Ball Sushi

ヴィーガン海鮮手まり寿司

ヴィーガン海鮮を使った、おもてなしにもよろこばれる、丸くてかわいい手まり寿司です。梅酢の酸味は「肝」を元気づけ、デトックスしやすいからだにしてくれます。りんごと梅酢で酢飯を作ると、フルーティーになります。

○＜酢飯＞材料（4人分）

ごはん……400g
りんご（すりおろし）……45g
梅酢……小さじ2

作り方

1. はじめに＜酢飯＞を作る。ボウルに炊きたてのごはんを入れ、りんごのすりおろしと梅酢をよく混ぜ合わせたものを回しかけ、しゃもじで切るように混ぜ合わせる。

○＜ヴィーガンマグロ寿司＞材料（作りやすい分量）

パプリカ（赤・黄）……各1個
みりん……30ml
酒……20ml
醤油……60ml

作り方

1. パプリカを半分に切って種を取り除く。5分ほど茹でて氷水につけ、皮をむいて水気をよく切っておく。
2. 煮切ったみりん、酒、醤油を合わせた液に、**1**を6時間ほど漬け込む。
3. **2**を食べやすい大きさに切ってラップの上に置き、その上に酢飯をのせて、ラップで包み丸めて完成。

○＜ヴィーガンいくらの軍艦巻き＞材料（作りやすい分量）

タピオカ……20g
醤油麹（または醤油）……大さじ1
亜麻仁油……大さじ1
きゅうり……1本
塩……適量

作り方

1. タピオカの中心が透き通るまで茹でる。
2. 醤油麹と亜麻仁油をよく混ぜ合わせ、茹でたタピオカを加えてよく和える。
3. 酢飯を丸めて、ピーラーで縦に薄くスライスしたきゅうりに塩を少々をまぶしたもので巻く。
4. **3**に**2**をのせて完成。

○＜ヴィーガン玉子寿司＞材料

海苔……適量
A
もめん豆腐……400g（一晩水切りしておく）
ブラックソルト……小さじ半分
ニュートリショナルイースト……小さじ1
ターメリック……少々

作り方

1. Aの材料をフライパンに入れ、もめん豆腐を崩して水分を飛ばしながら、焦がさないように炒める。
2. 酢飯を丸め、海苔を巻き付け、その上に**1**をのせて完成。

○＜ラディッシュ寿司・きゅうり寿司＞材料

ラディッシュ……３個
きゅうり……1/2本
米酢……大さじ1
メープルシロップ……大さじ1/2
塩麹……小さじ1/2

作り方

1. ラディッシュときゅうりを薄くスライスして、米酢、メープルシロップ、塩麹を混ぜた液に1時間ほど漬け込む。
2. ラップの上に**1**のラディッシュときゅうりを交互に5枚花弁状に並べ、その上に酢飯を置き、ラップで包み丸めて完成。

○＜ズッキーニ寿司＞材料

ズッキーニ……1/2本（５mm厚の輪切り）
だし汁……150ml
醤油……大さじ１と1/4
みりん……大さじ１と1/4

1. フライパンにオリーブオイル（分量外）を熱し、ズッキーニを弱火で火が通るまで焼く。冷めないうちに、だし汁、醤油、みりんを混ぜ合わせた液に入れ、冷蔵庫で２時間置く。
2. ラップに**1**を置いて酢飯をのせ、丸めて完成。

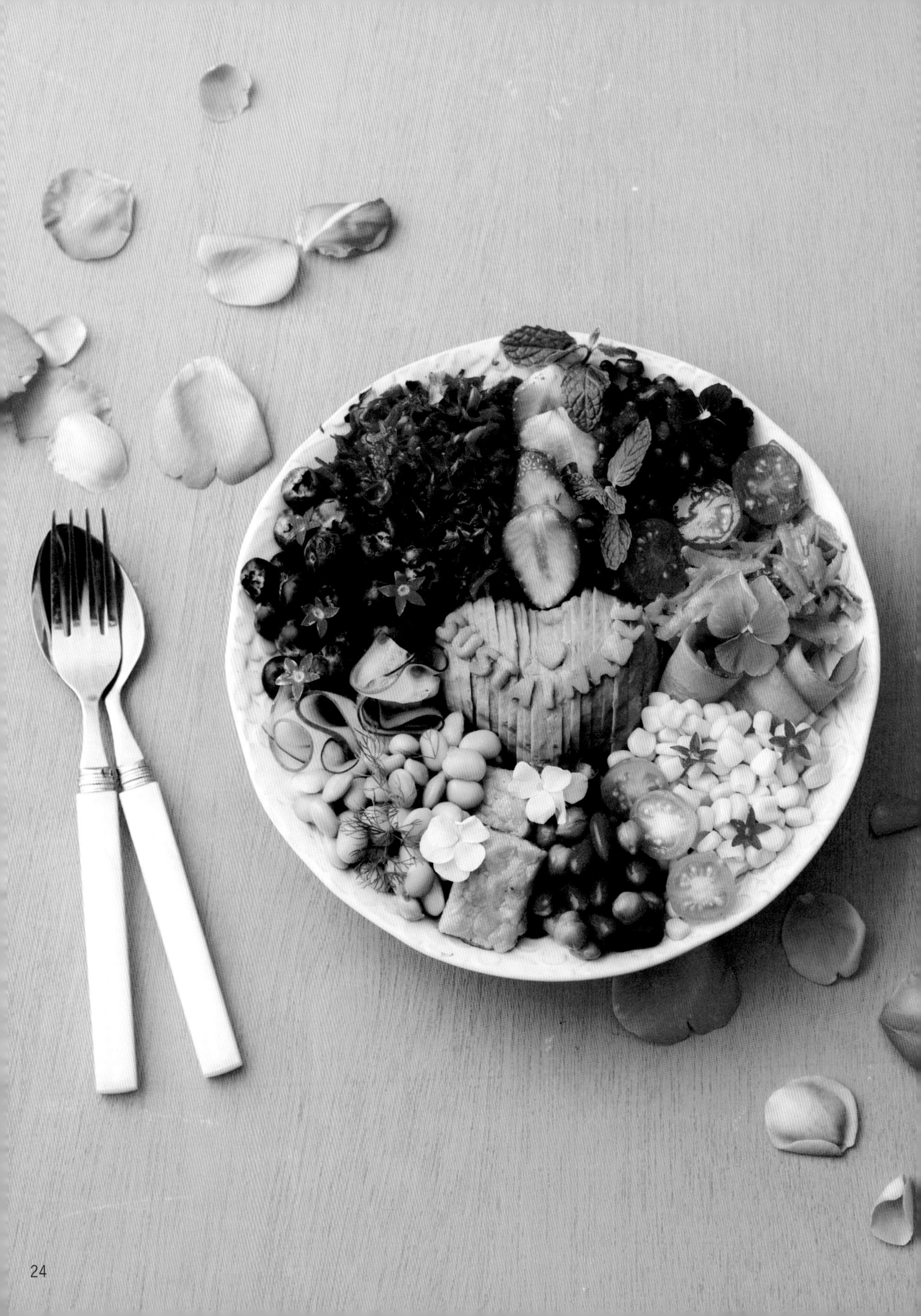

Rainbow Earth Buddha Bowl

レインボー・アース・ブッダボウル

地球全体に、レインボーの光が広がっていくイメージで作る、フルーツと野菜たっぷりのブッダボウルです。野菜やフルーツのファイトケミカルや酵素やタンパク質、作り置きの発酵調味料の栄養価もとれるサラダ的なごはんです。

○材料（1人分）
ごはん……1膳
いちご……4個（半分に切る）
ブルーベリー……適量
枝豆……適量（塩茹で）
きゅうりのぬか漬け……1/4本（薄くスライス）
アボカド……1/2個（薄くスライスしてハード型にする）
薬膳にんじんラペ（108ページ参照）……適量
フレンチ万能ソース（103ページ参照）……適宜
甘酒オニオンソース（103ページ参照）……適宜

○＜ヴィーガンバターコーン＞材料
発酵ヴィーガンバター（102ページ参照）……8g
コーン……60g（茹でる）
塩……少々
ブラックペッパー……少々

○＜和風梅紫蘇テンペ＞材料
梅干し……2個
大葉……2枚（みじん切り）
テンペ……1/2個（2cm角に切る）
A
醤油……大さじ1
メープルシロップ……大さじ1
みりん……大さじ1
酒……大さじ1

作り方

1. ＜ヴィーガンバターコーン＞を作る。発酵ヴィーガンバター5gとコーンを2分ほど中弱火で炒めて、塩とブラックペッパーで味を整える。
2. **1**をフライパンから取り出し、発酵ヴィーガンバター3gをからめる。
3. ＜和風梅紫蘇テンペ＞を作る。種を取り除いた梅干しを、包丁で叩いて細かくする。
4. **A**を鍋で煮立たせる。
5. **3**の梅干しと大葉と**4**を混ぜ合わせる。
6. 多めの油（分量外）でこんがり焼いたテンペに、**5**をからめたら、＜和風梅紫蘇テンペ＞の完成。
7. 器にごはんを盛り付け、その上に＜ヴィーガンバターコーン＞と＜和風梅紫蘇テンペ＞、ソース以外のそのほかのすべての材料を盛り付け、お好みでフレンチ万能ソースや甘酒オニオンソースをかけて、できあがり。

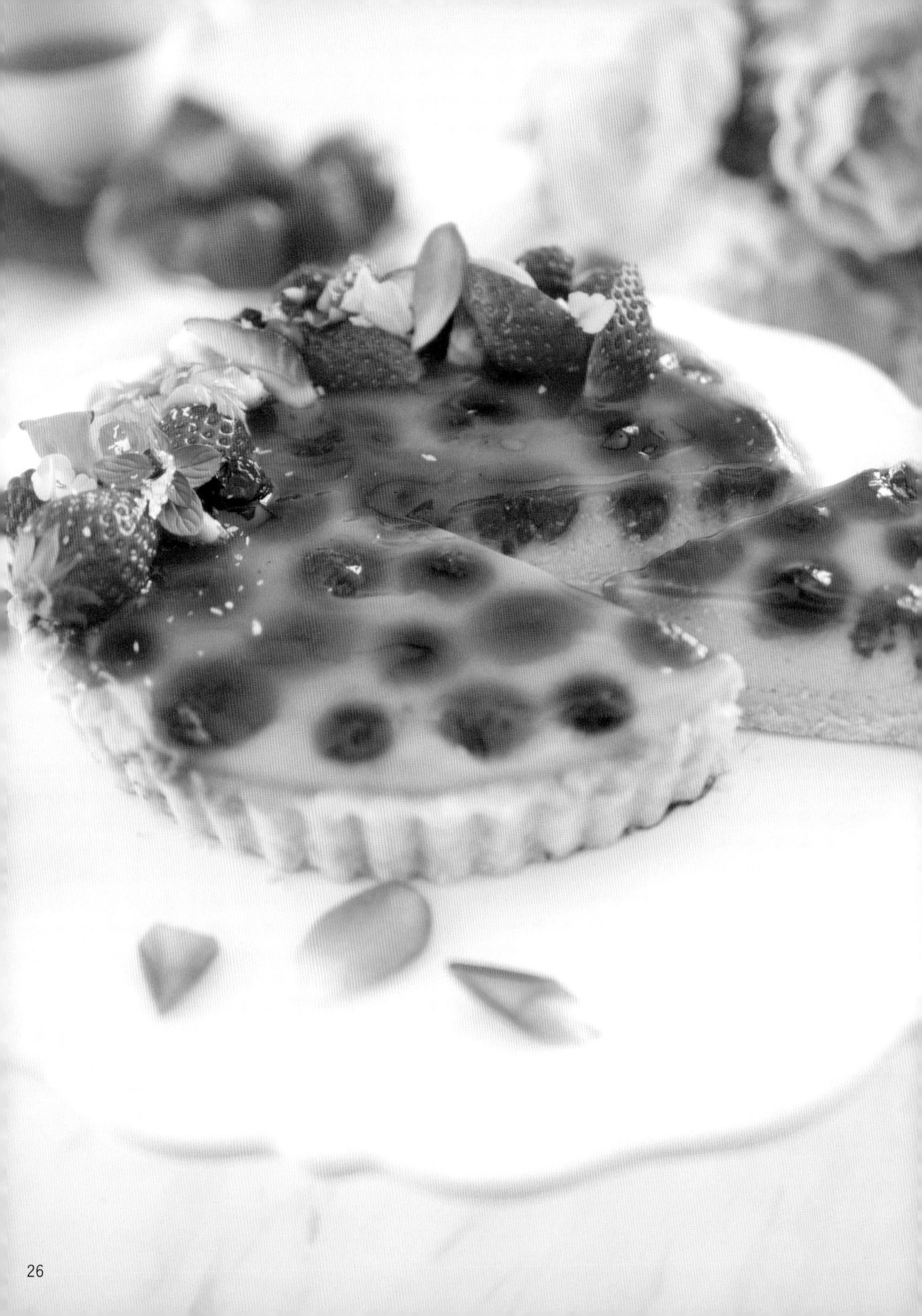

Fermented Berry Cheese Cake

ベリー発酵ベジチーズケーキ

ティータイムが華やぐ、ヴィーガン×ギルトフリーのチーズケーキ。ラズベリーとブルーベリーの酸味が春に弱まりやすい「肝」を整えてくれます。豆乳ヨーグルトとアーモンド、白味噌で、チーズのような食感や風味を出します。

○＜タルト生地＞材料（18㎝タルト型1台分）

菜種油……適量
アーモンドプードル……70ｇ
米粉（製菓用）……100ｇ
片栗粉……20ｇ
塩……少々
ココナッツオイル（無臭）……60ml
メープルシロップ……50ml

○＜フィリング＞材料

豆乳ヨーグルト（一晩水切りしたもの）……300g
アーモンドプードル……30g
米飴……90g
メープルシロップ……55g
ココナッツオイル（無臭。または菜種油）……35g
葛粉……大さじ1と1/2
白味噌……大さじ1
レモン汁……大さじ2
レモンの皮のすりおろし……小さじ1

○＜トッピング＞材料

ラズベリー……適量
ブルーベリー……適量
いちご……適宜
ミント……適宜

○＜グレイズ＞材料

アプリコットジャム……125g
りんごジュース……大さじ2
岩塩……少々

作り方

1. ＜タルト生地＞を作る。オーブンは170度に予熱しておく。タルト型にうすく菜種油を塗っておく。
2. ボウルにアーモンドプードルをよくほぐして入れ、米粉、片栗粉、塩を加えて、泡だて器でよく混ぜる。
3. **2**に溶かしたココナッツオイルを加え、泡だて器でさっと混ぜてから、手のひらでこすり合わせるようにして、ぽろぽろした状態になるまで、すり混ぜる。さらにメープルシロップを加えてゴムベラで混ぜ、全体によくなじませ、手でひとまとまりにする。
4. **3**をタルト型に入れ、厚みが均一になるように手で伸ばす。型の上からめん棒を転がし、型からはみ出した余分な生地を切り落とす。底にフォークで数カ所穴をあける。
5. **4**を170度のオーブンで約20〜30分焼く。
6. 焼けたらオーブンから取り出し、天板に置いたまま冷ます。粗熱が取れたら型からはずし、よく冷ましておく。
7. ＜フィリング＞を作る。＜フィリング＞のすべての材料をフードプロセッサーに入れてなめらかになるまで攪拌する。
8. **7**を**6**のタルト生地の上に流し入れ、平らにして＜トッピング＞のラズベリーとブルーベリーを並べ、ハケで菜種油を塗る。
9. 170度で50分ほど焼き、ケーキラックにのせて冷ます。
10. 鍋に＜グレイズ＞の材料をすべて入れ、混ぜながら弱火でさっと煮て、火を止めてこし器でこす。
11. **9**の粗熱が取れたら**10**を塗り、お好みでいちごとミントをトッピングして完成。一晩、ラップをして冷蔵庫で冷やすと、味がなじんでおいしくなる。

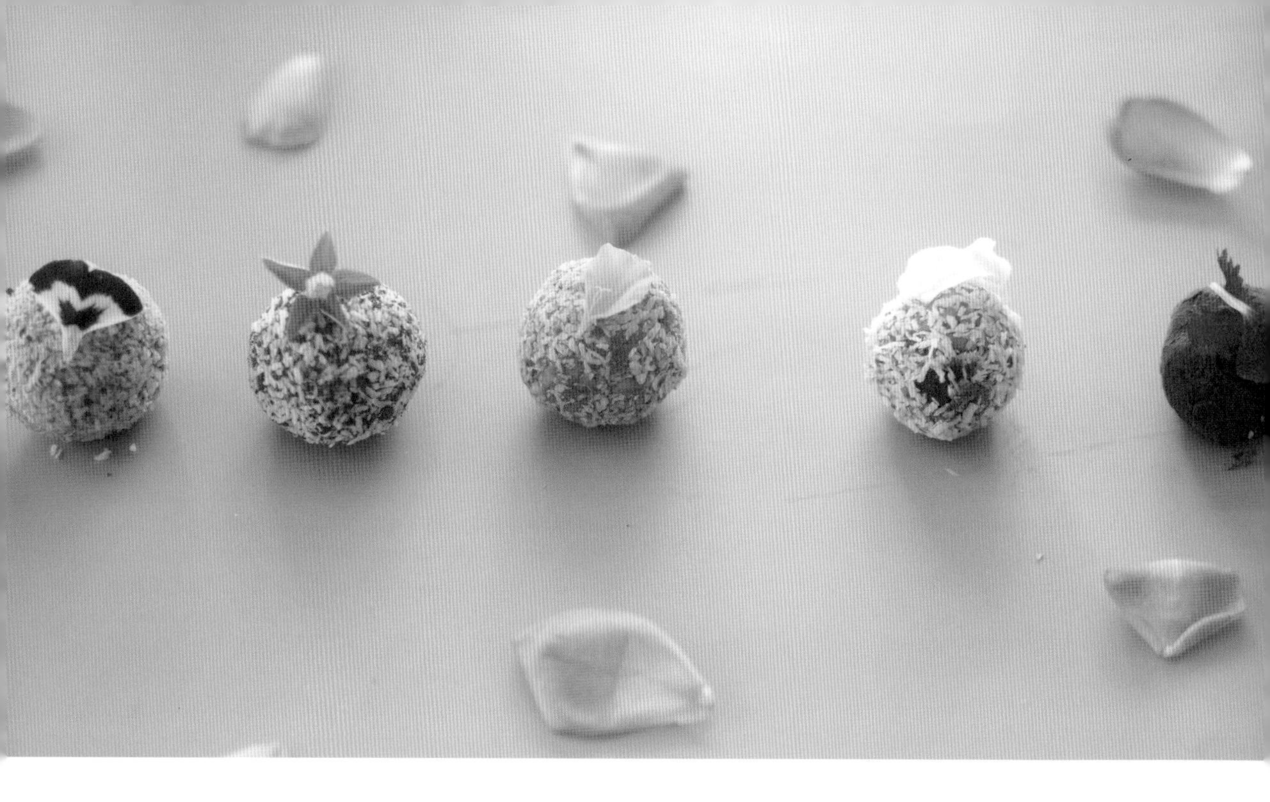

Five Colored Medicinal Raw Chocolate Bliss Ball

五色の薬膳ローチョコ・ブリスボール

陰陽五行を意識し、薬膳食材や植物の色素を使用したローブリスボール。酵素や栄養素がたっぷり！ ナッツ、砂糖、豆類は不使用。アンチエイジングに優れたクコの実やナツメを使用したギルトフリー・ビューティースイーツです。

○材料（直径3.5cmのボール10〜15個分）
デーツ……110g
白イチジク……25g
ナツメ（またはデーツ）……10g
水……大さじ2
ローカカオパウダー……大さじ1
クコの実……10g
ピンクソルト（または岩塩）……ひとつまみ
ローカカオバター（溶かしておく）……25g

○<トッピング>材料
青
ココナッツファイン……大さじ1
ブルーグリーンアルジー……小さじ1/8
赤
ココナッツファイン……大さじ1
ビーツパウダー……小さじ1/2
黄
ココナッツファイン……大さじ1
カボチャパウダー……小さじ1/2
白
ココナッツファイン……大さじ1
黒
ローカカオパウダー……大さじ1
麻炭パウダー……小さじ1/4

作り方
1. デーツ、白イチジク、ナツメ、水をフードプロセッサーに入れてペースト状にし、ローカカオパウダー、クコの実、ピンクソルトを加えてさらに攪拌する。
2. **1**に溶かしたローカカオバターを加えてさらに攪拌したものをラップで包み、冷凍庫に10〜15分入れて冷やす。
3. **2**を冷凍庫から出し、直径3.5cmのボール状に丸めてさらに冷凍庫で10分冷やし固める。
4. <トッピング>の、青・赤・黄・白・黒の材料をそれぞれ混ぜ合わせ、色ごとに**3**にからめて、完成。

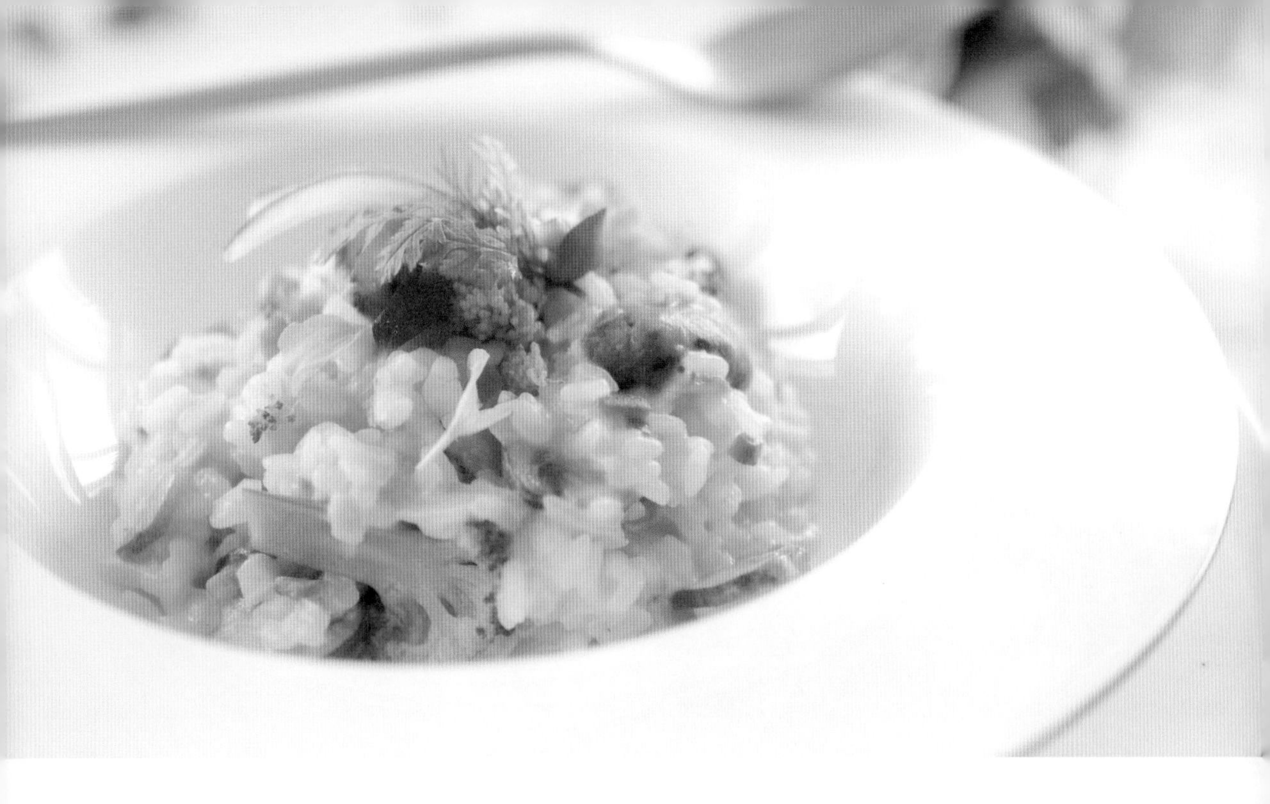

Spring Vegetable Creamy Risotto

春野菜のクリームリゾット

滞った血液の流れをよくし、免疫力を高めて風邪を防いでくれる薬膳食材である菜の花を使います。玉ねぎ、にんじん、セロリをじっくり炒めることで、野菜の旨味が凝縮され、おいしくなります。

○材料（2人分）

米……1合
オリーブオイル……大さじ2〜3
ニンニク（みじん切り）……小さじ1
玉ねぎ（みじん切り）……100g
にんじん（みじん切り）……25g
セロリ（みじん切り）……10g
マッシュルーム（薄切り）……50g
しめじ……50g（食べやすい大きさにさく）
野菜ブイヨン……300ml（スープ程度の濃度）
ローリエ……1枚
プラントベースミルク……125ml
白味噌……小さじ1
塩……少々
白胡椒……少々
菜の花（塩茹で）……50g
パセリ……大さじ1
菊花……適宜

作り方

1. 米を30分ほど浸水させておく。
2. 鍋にオリーブオイルとニンニクを入れて弱火でじっくり香りを出し、玉ねぎ、にんじん、セロリ、マッシュルーム、しめじをじっくり炒め、玉ねぎから甘い香りがしてきたら、**1**の米を加えて、さらに炒める。
3. 米が透き通ってきたら、野菜ブイヨンとローリエを加えて、ふたをして15分ほど煮る。
4. **3**にプラントベースミルクを加え、白味噌、塩、白胡椒で味を整え、菜の花、パセリ、お好みで菊花を盛り付けて、できあがり。

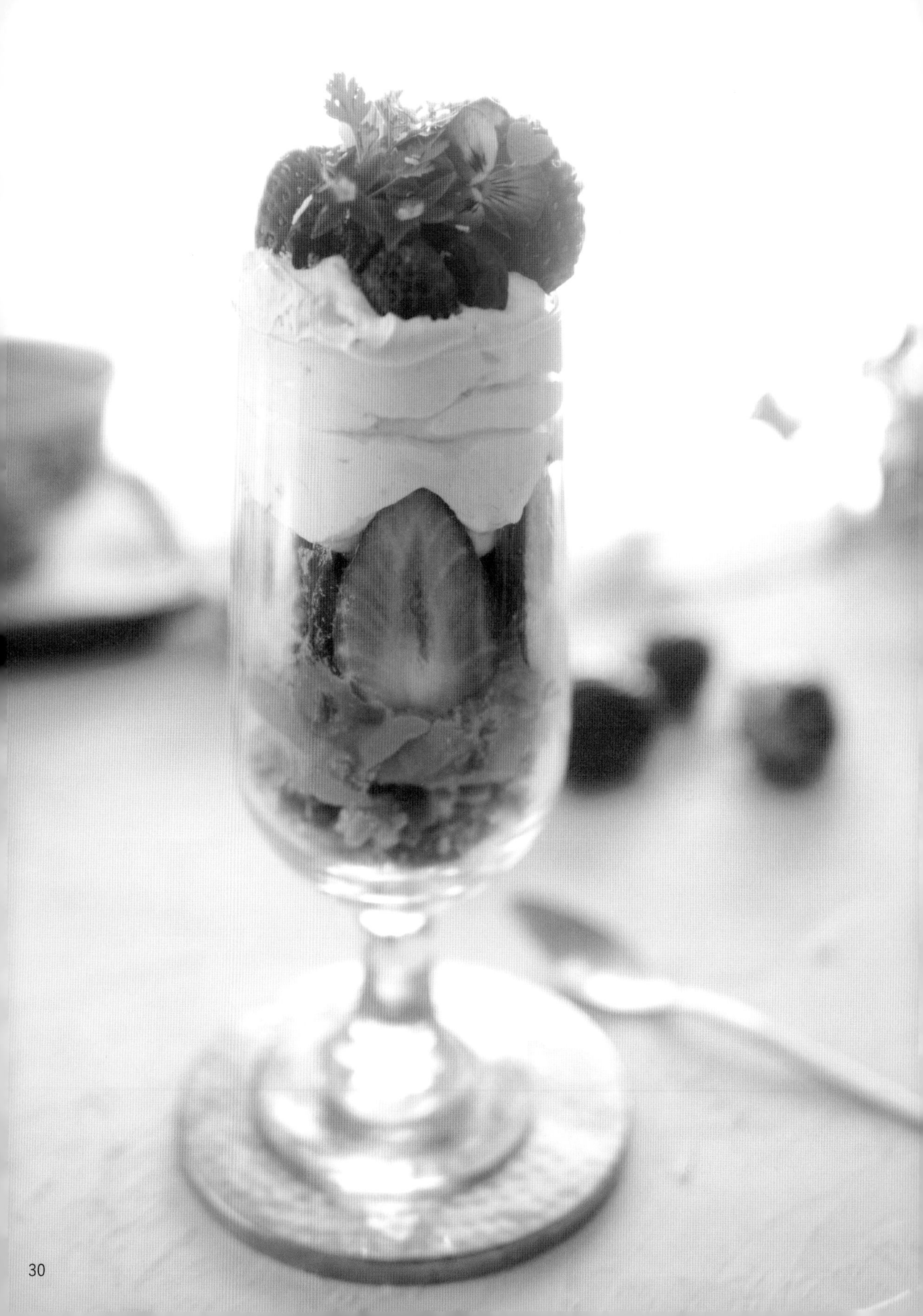

Amazake and Coconut Milk Strawberry Parfait

甘酒とココナッツミルクのいちごパフェ

春のからだには、酸味のあるいちごがぴったり！　ほどよい酸味が唾液の分泌を促して喉を潤し、喉の痛みを伴う発熱や空咳を和らげてくれます。ほんのりピンク色で、春の到来を感じさせてくれるデザートです。

○材料（2人分）
薬膳グラノーラ（99ページ参照）……適量
いちご……6個
いちご（トッピング用）……適宜
ミント（トッピング用）……適宜

○<抹茶カシューホイップクリーム>材料（作りやすい分量）
生カシューナッツ……150g（2時間浸水）
メープルシロップ……100g
ココナッツオイル……70g（溶かす）
水……100ml
抹茶パウダー……大さじ1
バニラエクストラクト……小さじ1/2
岩塩……少々

○<ピスタチオクリーム>材料（作りやすい分量）
ピスタチオ（皮むき）……100g
ココナッツミルク……1缶
メープルシロップ……大さじ3
バニラエクストラクト……小さじ1/2

○<ココナッツいちご甘酒クリーム>材料（作りやすい分量）
ココナッツミルク……1缶
甘酒……大さじ2～3
いちご……3個（軽くつぶす）
バニラエクストラクト……小さじ1/2

作り方

1. <抹茶カシューホイップクリーム>を作る。ブレンダーに、<抹茶カシューホイップクリーム>のすべての材料を入れて攪拌し、冷蔵庫に3時間入れて冷やし、しぼり袋に入れておく。
2. <ピスタチオクリーム>を作る。ピスタチオをボウルに入れ、やかんで沸騰させたお湯（分量外）に3分間浸す。キッチンペーパーでピスタチオの水気を切ってから、ハンディーブレンダーなどで細かく粉砕し、ラップをして冷蔵庫で冷やしておく。
3. ココナッツミルクは一晩、冷蔵庫で冷やしておく。泡立てに使うボウルを冷蔵庫に15分入れて冷やし、ココナッツミルクの白い脂肪分のみをすくってボウルに入れる。六分立ちほどまで泡立て器で泡立て、メープルシロップとバニラエクストラクトを加えて角が経つまで泡立てる。
4. **2**を30gと、**3**を100g合わせて、<ピスタチオクリーム>のできあがり。<ピスタチオクリーム>の残り分は、ヨーグルトなどに入れてもおいしい。
5. <ココナッツいちご甘酒クリーム>を作る。ココナッツミルクは一晩、冷蔵庫で冷やしておく。泡立てに使うボウルを冷蔵庫に15分入れて冷やし、ココナッツミルクの白い脂肪分のみをすくってボウルに入れる。
6. **5**を泡立て器で泡立て、六分立ちほどになったら甘酒、いちご、バニラエクストラクトを入れ、角が立つまで泡立てる。
7. グラスの一番下に薬膳グラノーラを入れ、いちご、〈抹茶カシューホイップクリーム〉、〈ピスタチオクリーム〉、〈ココナッツいちご甘酒クリーム〉の順に入れ、お好みでいちごやミントを飾って、できあがり。いちごの断面をグラスの外側に向けて入れるとかわいくなる。

＼ポイント／

生のナッツの浸水について

生のナッツ類には酵素抑制物質が含まれており、そのまま食べると消化が妨げられてしまう。生のナッツ類は水に十分浸し、酵素抑制物質を中和させてから調理すること。

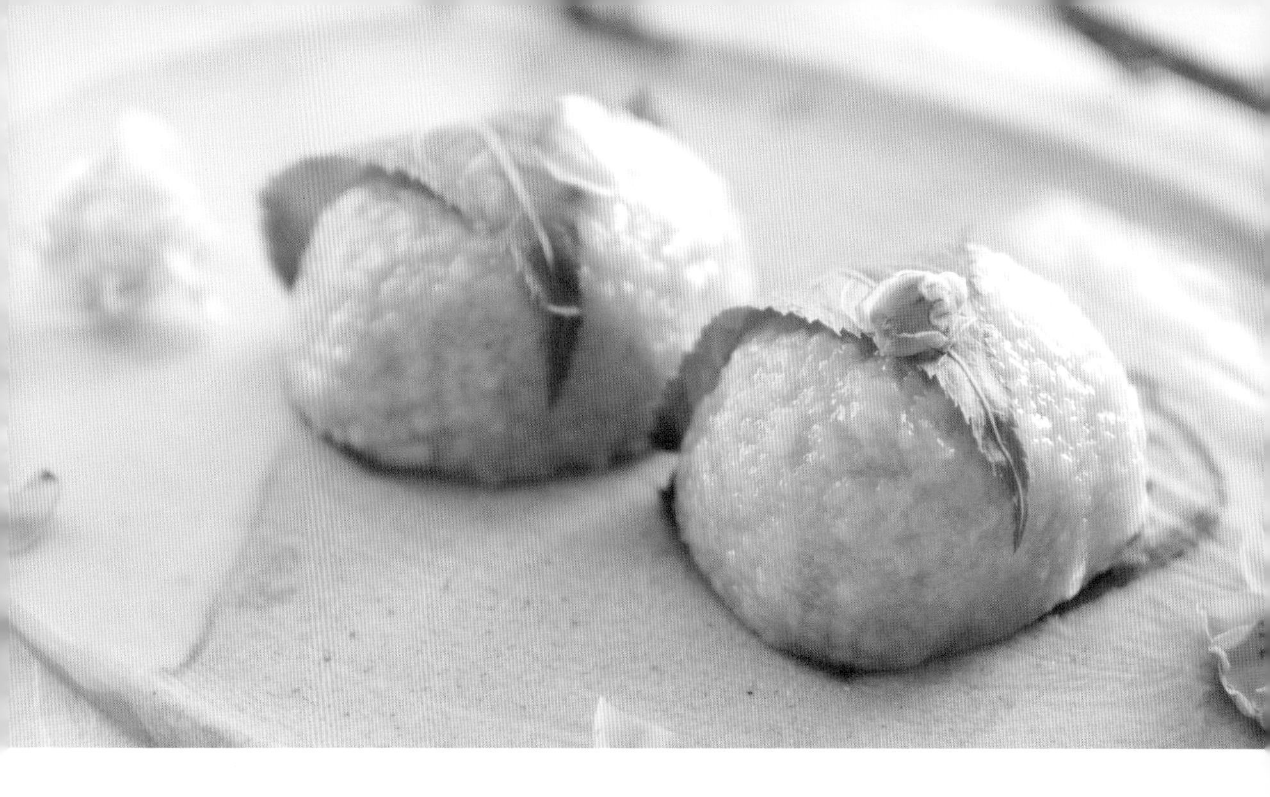

Sakura Mochi with Fermented Sweet Red Bean Paste

発酵あんこの桜餅

ビーツの色合いで、ほんのりやさしいピンク色になります。発酵あんこで作る、
からだにやさしい桜餅は、おもてなしにもぴったりです。

○材料（10個分）

水……400ml
メープルシロップ（またはお好みの甘味料）……60ｇ
ビーツの粉……少々
道明寺粉……150ｇ
桜の葉の塩漬け……10枚
発酵あんこ（109ページ参照）……400ｇ

作り方

1. 大きめの鍋に水（400ml）を注いで強火で沸かし、メープルシロップ、ビーツの粉を水（分量外）によく溶かしたものを入れる。ビーツの粉は水に少しずつ入れて色味を調節する。
2. 鍋の火を止めて道明寺粉を入れ、へらで混ぜてなじませてから、再び強火にかける。
3. 鍋のふちだけでなく全体的に泡が出て沸騰してから約10秒待って（でんぷんを糊化させる）火を止め、ふたをして2時間蒸らす。加熱が不十分だと道明寺粉に芯が残る場合があるので注意。加熱し過ぎても焦げてしまうので慎重に行う。
4. 蒸らしている間に、桜の葉の塩漬けを水（分量外）に1時間ほど浸けて塩抜きし、絞って水を切っておく。
5. 発酵あんこを約40gずつに分け、あん玉を10個作る。
6. **3**が蒸しあがったら、ほぐして10等分にする。
7. **6**の1個分を丸めて手のひらに広げ、真ん中に**5**で作ったあん玉を置いて包み込み、それを桜の葉で包んで、できあがり。

夏
Power
心

太陽の光が燦々と降り注ぐ夏。自然界も人間も、生命エネルギーが最も強くなる季節です。からだにたまった熱は、からだを冷やす作用のある旬の野菜やフルーツを食べて冷ましましょう。ここでは、夏のからだの変化や過ごし方と食べ方、レシピをご紹介します。「心・小腸タイプ」（14、15ページ参照）の方は、季節を問わず夏のからだの傾向にあるため、夏の過ごし方や食べ方を参考に生活してみてください。

夏のからだ・過ごし方

高温多湿によるむくみや肌トラブルに注意

夏は陽気と、生命エネルギー（「気」）が最も強くなる季節。「心」（心臓）の機能が盛んになると同時に、高温多湿により心臓に負担がかかります。五臓を統括する「心」が疲れ、血液を全身に回す力が弱まりやすく、動悸や息切れ、眠りの浅さ、食欲不振、倦怠感を感じることも。

東洋医学では、夏の暑さを「暑邪（しょじゃ）」と呼び、病気の原因の一つとしています。暑邪に侵されると、ほてり、のぼせ、息切れ、寝つきの悪さなど、熱症状が現れます。さらに日本の夏は湿度が高く、「湿邪（しつじゃ）」による影響も大きくなります。水分のとり過ぎによって、体内に余分な水分がたまり、むくみや消化不良など、湿邪による症状が起こりやすくなります。「五行学説」では、湿度の影響を受けやすいのは、皮膚、肌肉（筋肉）、脾臓、胃、手足としています。そのなかでも、最も早く異常が現れるのが皮膚です。外気の湿度が高まるほど、水分を外に出そうとする皮膚に負担がかかり、バリア機能が弱まって、少しの刺激でも湿疹や炎症が起こりやすくなります。

軽い運動と常温の水で水分補給＆デトックスを！

暑い夏は、室内で軽めの運動をして、適度に汗をかきましょう。「心」を滋養する、にがうり（ゴーヤー）やピーマンなどの苦味のある野菜をとるようにし、クーラーではなく、植物の力でからだを中から冷やすように心がけてください。また、頭部に熱が上がりやすいので、足のマッサージをして熱を下げると、快適に過ごせます。ふくらはぎから足の裏までを、上から下に向かってさすったり、足首周りのマッサージも効果があります。

汗をかき、脱水症状になることも多いため、こまめに水分補給をしましょう。体温より冷たいものは、冷えやむくみの原因になるので控え、水分補給には、常温の水かハーブティーなどを飲むようにします。水を飲むことは、老廃物を外に出す、デトックスの作用もあります。

「心」に効果があるアロマは、ラベンダー、ジャスミン、レモングラス、ローズオットーなどです。一般的に花弁は甘い香りがしますが、かじると苦い味がします。夏には、苦味のある花弁を使ったオイルがおすすめです。

夏の食べ方

疲れた「心」を補う苦味をとろう

「心」は強い陽気をもつ臓器で、熱をもちやすい性質があります。「心」を養うためには、余分な熱を抑える食材が必要です。そこでおすすめなのが、苦味のある食材です。苦味のある食材は、消炎、止血、解熱、鎮痛作用があり、体内の熱を冷まして「心」の高ぶりを鎮めてくれます。

苦味のある食材は、働き過ぎて疲れた「心」を補い、正常に戻す作用もあります。疲れやストレスによって上昇した過剰な熱を発散させ、体内の余分な水分や老廃物を取り除く働きももっています。「心」の弱まりによる動悸、息切れ、不安感、不眠の改善にも有効です。そのような働きのある食材に、にがうり、きゅうり、トマト、ズッキーニ、緑豆（緑豆もやし）スイカなどがあります。夏野菜には、からだを冷やす作用があるものが多いため、冷えが気になる方は食べ過ぎに注意してください。冷えが気になる方は、ピーマン、キャベツ、かぼちゃなど、からだを冷やさない食材を選び、調理で熱を加えて食べるようにしましょう。

夏の食材　夏におすすめの代表的な食材をご紹介します。

※熱性・温性はからだを温める性質、寒性・涼性はからだを冷やす性質、平性はそのどちらでもないことを表しています（13ページ参照）。

アーモンド

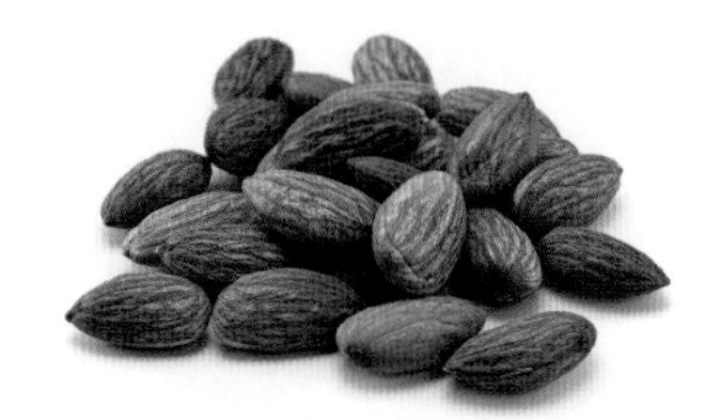

平性　苦味・甘味（旬:通年　肝・心・大腸に効果あり）

不飽和脂肪酸のオレイン酸、リノール酸、ミネラル分が多く含まれ、とくにビタミンEの一種であるα-トコフェロールが非常に多く、高い抗酸化作用があります。また、脳を活性化し精神を安定させてくれるため、ストレスの緩和作用があります。

キビ

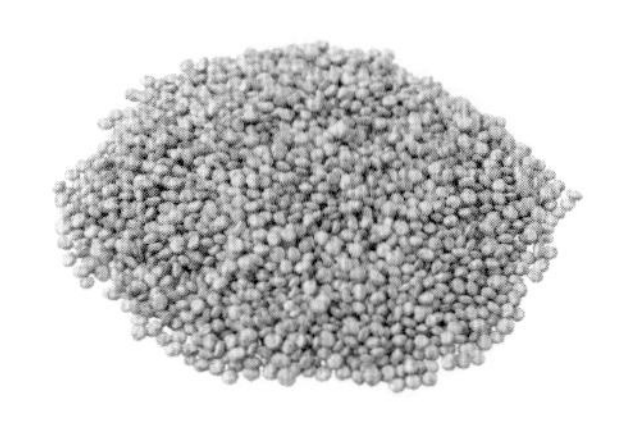

平性　甘味（旬:9〜10月　脾・肺に効果あり）

からだに対する作用が穏やかで、気血、陰（からだに必要な栄養に富んだ潤い成分）を補い、熱を取り除き、消化を助け、胃腸の働きを整えます。虚弱体質による胃の弱まりの改善に有効です。「平性」で、どの体質の方にも当てはまりやすい食材です。

夏の食材

きゅうり

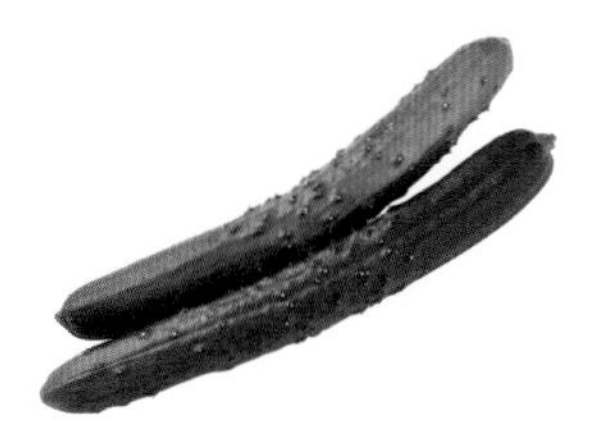

涼性　甘味(旬:6〜8月　脾・胃・大腸に効果あり)

きゅうりの95%は水分です。利尿作用が強く、潤いをもたらすことによってからだの余分な熱を冷まし、からだや喉の渇きを癒やす働きがあります。とくに、むくみや夏バテの改善や予防におすすめです。カリウムを多く含むきゅうりと黒きくらげの食べ合わせは、高血圧予防にも。

高麗人参(乾燥)

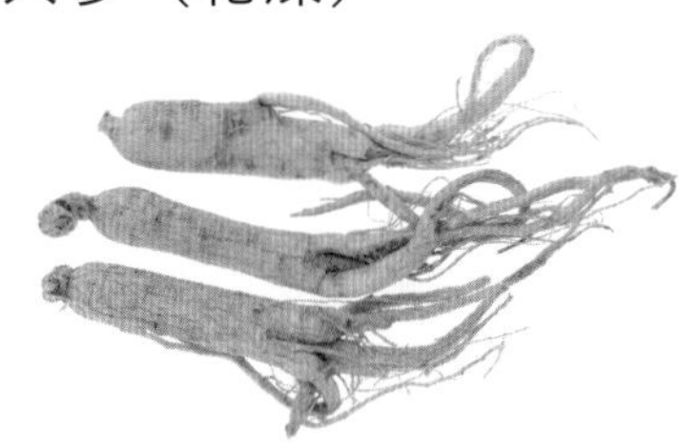

平性　苦味(旬:11〜12月(生)　心・脾・胃に効果あり)

もともとは「人参」と呼ばれ、日本でも古くから不老長寿の薬として用いられてきた薬草です。虚弱体質の不調を治すといわれ、血行促進、疲労回復、整腸作用や、血糖値やコレステロール値を下げる作用があります。ストレスにも効用があり、心身の元気を養ってくれます。

ズッキーニ

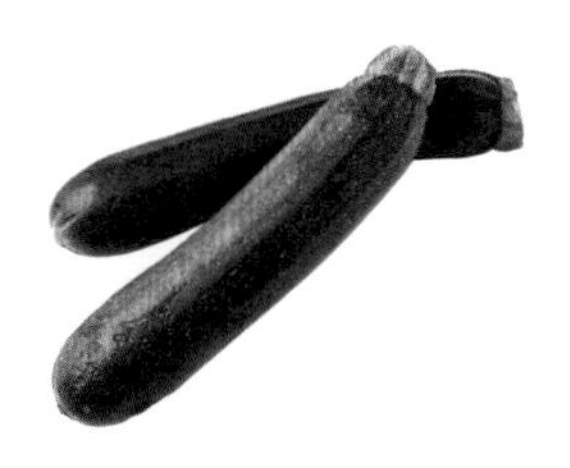

寒性　甘味(旬:6〜8月　胃・肺・腎に効果あり)

余分な熱を取り除き、潤いを補う働きがあるため、美肌効果も期待できます。イライラなど熱がこもって起きる症状に効果的で、体内の潤いが足りなくなることで起きる空咳や喉の渇きにも有効です。熱中症の予防には、ズッキーニとともに、トマトとナスを食べるのがおすすめです。

セロリ

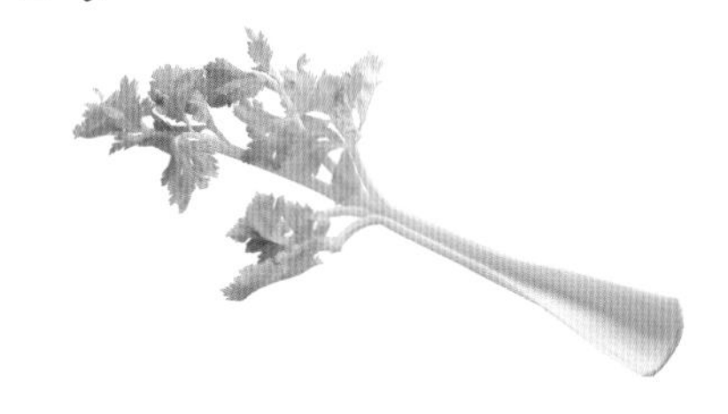

涼性　甘味・辛味(旬:11〜5月　肝・脾・胃・肺に効果)

からだの熱を冷まし、炎症を抑え、頭にのぼった「気」を下ろす働きがあります。頭痛やストレスから生じる血圧上昇の改善にも有効です。特有の香りはストレスによる不安や緊張を和らげる作用があり、不眠の改善も期待できます。椎茸と一緒に食べると高血圧予防になります。

唐辛子(乾燥)

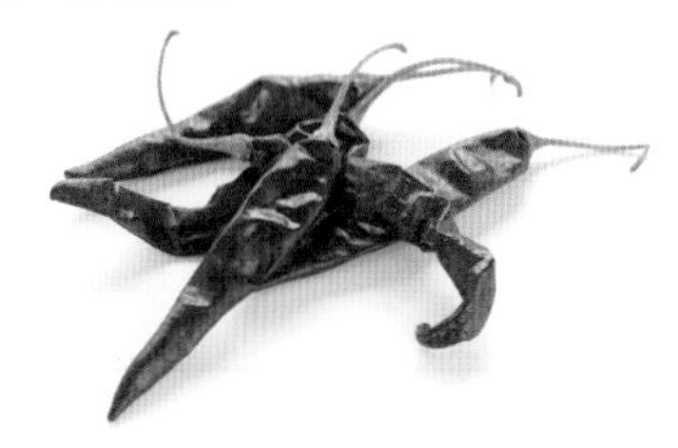

熱性　辛味(旬:6〜8月(生)　心・脾に効果あり)

薬膳では、体内の湿気を追い出す作用があるとされ、食欲不振や消化不良の改善、高血糖や肥満の予防にも用いられます。生で食べるとからだを冷やすトマトは、からだを温める唐辛子と一緒に炒めて食べると、「胃」の働きを整え、食欲を復活させます。

トマト

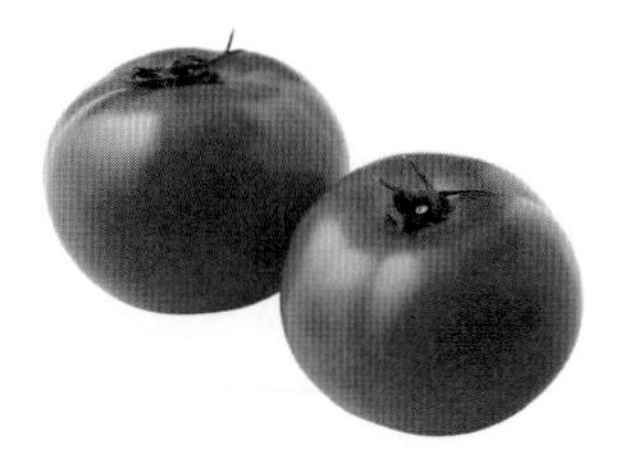

寒性　酸味・甘味(旬:6〜9月　肝・脾・胃に効果あり)

「胃」の働きを正常にし、消化を助けます。からだの熱を冷まし、潤いを補い喉の渇きを鎮める作用があり、夏バテ解消にもよいとされます。「肝」の機能を高め、老化防止や美肌作りにも。赤色の成分リコピンには抗酸化作用があり、がんや動脈効果の予防も期待できます。

ナス

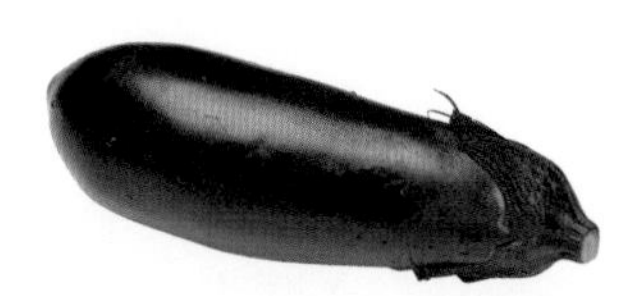

涼性　甘味(旬:6〜9月　脾・胃・大腸に効果あり)

熱を冷ます作用が強く、血液よくして、痛みを止め、腫れ物を除去する効果があります。「脾」を元気にして胃腸の働きを活発にしてくれるため、暑気あたりや、食欲がないときに食べたい食材です。「ナス+唐辛子」の食べ合わせは、夏バテ解消におすすめです。

にがうり

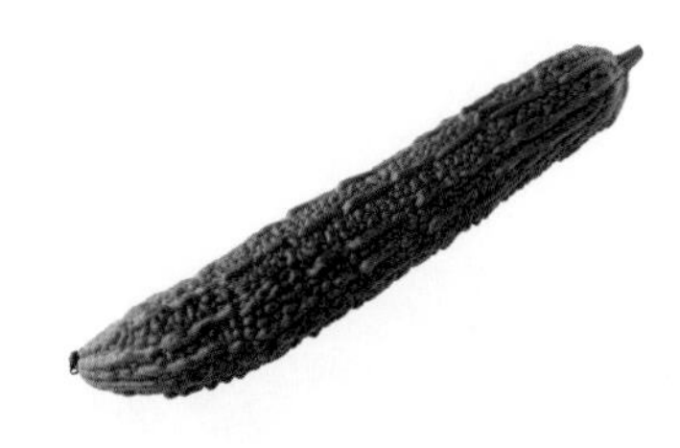

寒性　苦味(旬:6〜8月　心・脾・胃に効果あり)

体熱を冷まし、炎症を鎮め、熱中症、眼の充血、喉の渇き、腫れ物などの改善、血糖値やコレステロール値を下げる効果も期待できます。夏バテの改善や予防にもおすすめです。「にがうり+パイナップル」の食べ合わせは、便通をよくしてくれるため、からだがすっきりします。

蓮の実

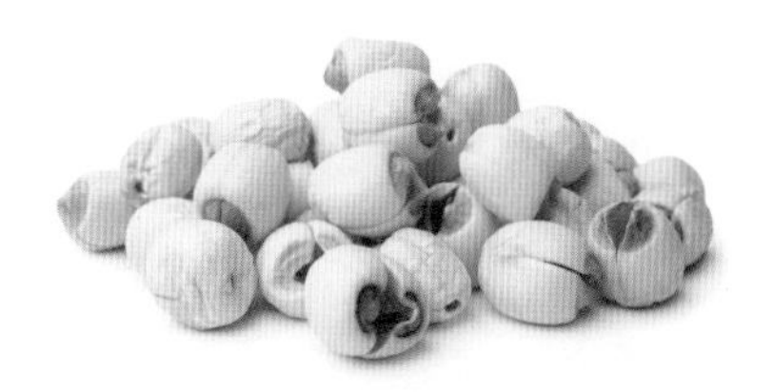

平性　甘味(旬:8〜9月　心・脾・腎に効果あり)

中国では「脾」を守る果実とされ、胃腸機能を整えて精力を養い、万能薬として重宝されてきました。精神面にも効果があり、心を落ち着かせ、安眠をもたらすとされています。おすすめの食べ合わせは「蓮の実+ライチ+なつめ」で、胃の調子が悪いときに食べるといいでしょう。

ゆり根

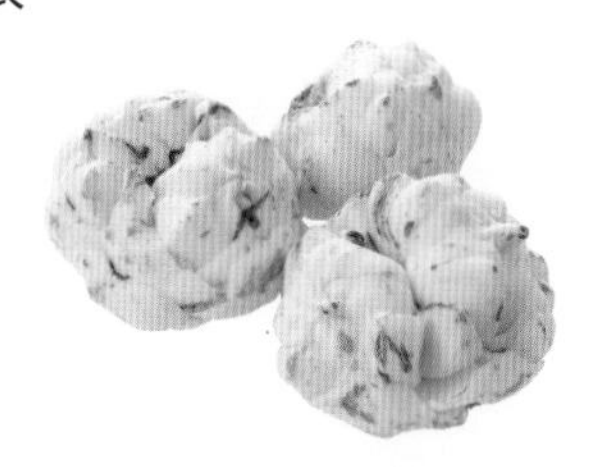

涼性　苦味・甘味(旬:11〜2月　心・肺に効果あり)

「肺」や喉を潤し、不足している体液を養い潤いを補う作用があり、咳止めや喉の渇きの改善に役立ちます。「心」の熱を鎮め、高ぶった神経を落ち着かせる作用があり、動悸で眠れない夜にもおすすめです。肌に潤いを与える作用もあるので乾燥肌など肌トラブルがある方にも。

霊芝

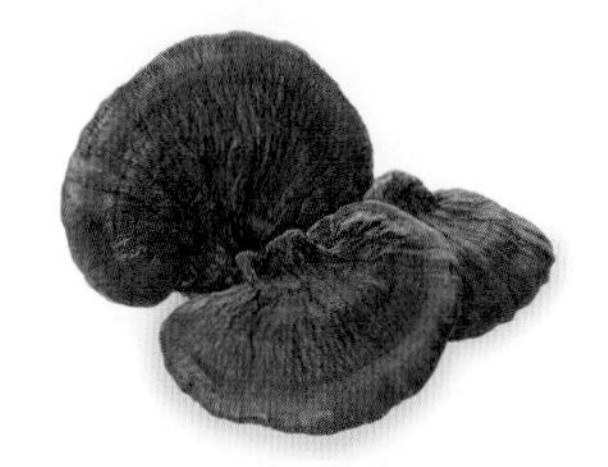

平性　甘味(旬:8〜9月　肝・心・脾・肺・腎に効果あり)

サルノコシカケ科である霊芝は、中国で古くから「不老長寿の仙草」として珍重されてきた生薬です。健康の源である気血を補い、「五臓」を滋養する効果があり、近年の研究で、抗がん作用もあることが分かり、がん治療薬としても用いられています。

レタス

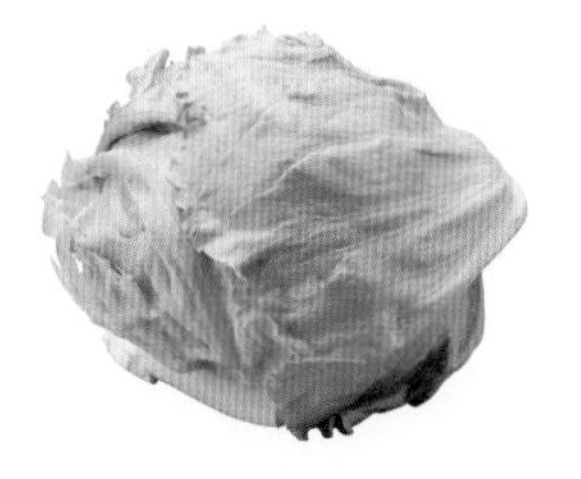

涼性　苦味・甘味(旬:4〜9月　胃・腸に効果あり)

体熱を冷まし、排尿を促す効果があります。90%が水分で、ビタミンやミネラル、食物繊維などをバランスよく含み、便通を促し美肌作りに役立ちます。水分代謝を整える働きがあり、昔から母乳の出をよくするといわれています。むくみの改善にも役立ちます。

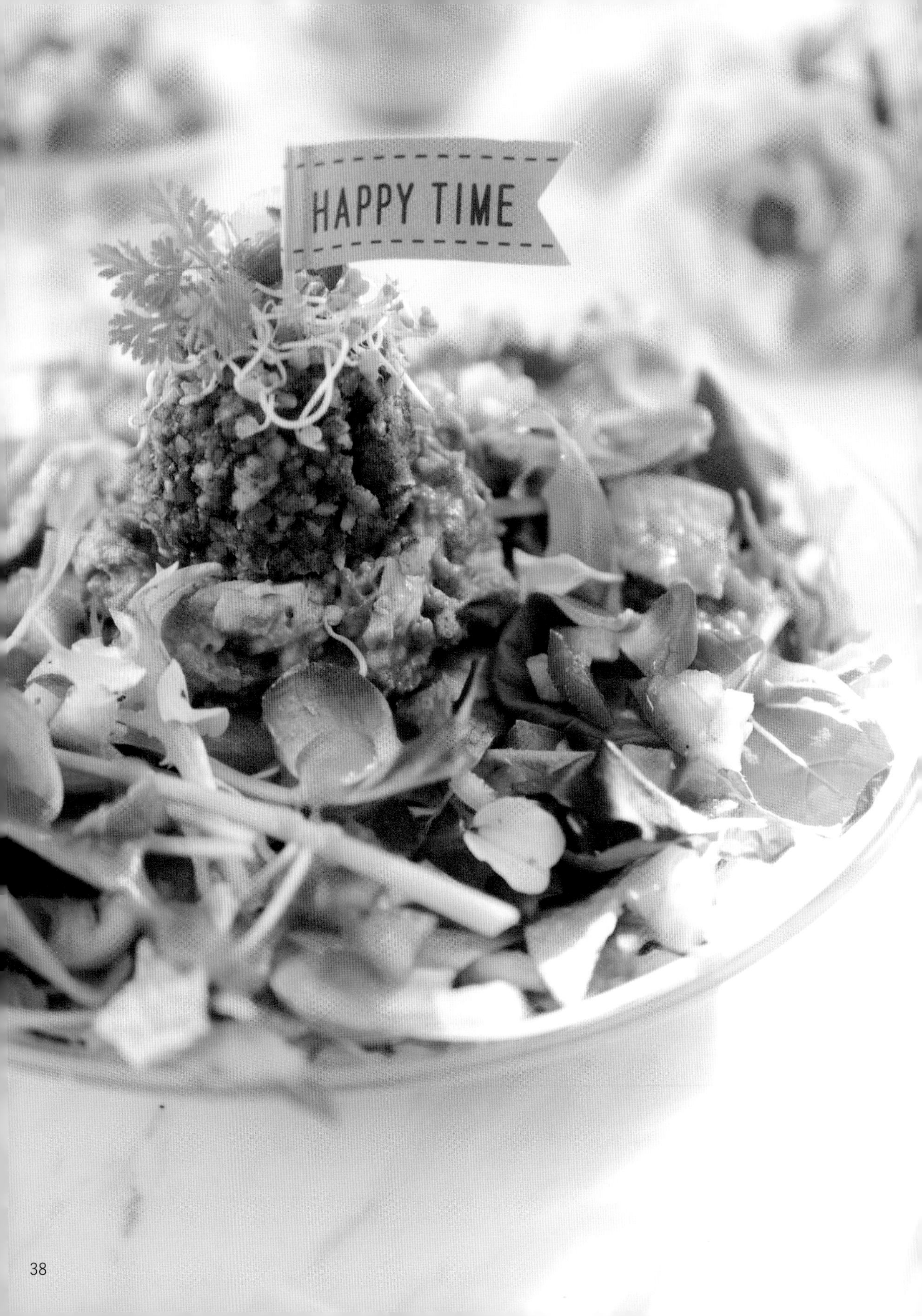
HAPPY TIME

Heart Healing Buddha Bowl (Taco Rice)

心のヒーリングブッダボウル(タコライス)

ヴィーガン発酵タコミート、アボカドワカモーレ、サルサソース、アーモンドヴィーガンチーズソースを組み合わせて、リッチな味わいに。夏の暑さを忘れさせてくれるおいしさで、おもてなし料理にもぴったり！

○材料（1人分）
ごはん……1膳
レタス……2枚（一口大に切る）
ベビーリーフ……適量
タコチップス……4枚
甘酒オニオンソース（103ページ参照）……適宜

○＜ヴィーガン発酵タコミート＞材料（作りやすい分量）
生くるみ……250g（3時間浸水後乾燥）
ドライトマト（水で戻したもの）……125g
トマト……125g
ニンニク（すりおろし）……小さじ1
味噌……大さじ1/2
醤油麹（106ページ参照）……大さじ1/2
塩麹……小さじ1/2
オリーブオイル……大さじ1
オレガノ……大さじ1
スモークパプリカパウダー……小さじ1
クミンパウダー……小さじ1
オニオンパウダー……小さじ1

○＜アボカドワカモーレ＞材料（作りやすい分量）
アボカド……1個
ニンニク（すりおろし）……小さじ1
パクチー……1つかみ（一口大に切る）
レモン汁……小さじ1
塩麹……小さじ1
オニオンパウダー……小さじ1
ブラックペッパー……少々

○＜サルサソース＞材料（作りやすい分量）
紫玉ねぎ……1/4個（みじん切り）
トマト……大1個（角切り）
セロリ……茎のみ1本（みじん切り）
パプリカ（赤・黄）……1/2個ずつ（みじん切り）
きゅうり……1/2本（みじん切り）
パクチー……適量（みじん切り）
赤唐辛子……1/2個（種を取り除き、みじん切り）
ニンニク（すりおろし）……小さじ1
レモン汁……小さじ2
岩塩・ブラックペッパー……少々
タバスコ……適量

○＜アーモンドヴィーガンチーズソース＞材料（作りやすい分量）
アーモンドミルク……大さじ3
ニュートリショナルイースト……大さじ3
タヒニ……大さじ2
白味噌……大さじ1
ガーリックパウダー……小さじ1/4

○＜ベジサワークリーム＞材料（作りやすい分量）
生カシューナッツ……130g（2時間浸水後乾燥）
レモン汁……大さじ2
オリーブオイル……大さじ2
りんご酢……大さじ1/2
塩……小さじ1
水……60ml

作り方

1. ＜ヴィーガン発酵タコミート＞を作る。生くるみをフードプロセッサーで粗め（米粒くらいの大きさ）に砕いて、一旦取り出す。
2. ＜ヴィーガン発酵タコミート＞の残りの材料をすべてフードプロセッサーに入れ、なめらかなペースト状にする。
3. **1**と**2**をボウルに入れて全体を混ぜ合わせなじませる。
4. ＜アボカドワカモーレ＞の材料をすべて混ぜ合わせる。
5. ＜サルサソース＞を作る。紫玉ねぎ（みじん切り）は水にさらしたあと、水気を切ってキッチンペーパーでしっかり絞っておく。＜サルサソース＞のすべての材料を混ぜ合わせ、30分寝かせて味をなじませておく。
6. ＜アーモンドヴィーガンチーズソース＞の材料をよく混ぜ合わせる。
7. ＜ベジサワークリーム＞のすべての材料をブレンダーに入れ、なめらかになるまで混ぜる。
8. 器にごはんを盛り、レタス、ベビーリーフ、タコチップス、**3**の＜ヴィーガン発酵タコミート＞大さじ２～３、**4**の＜アボカドワカモーレ＞50gを盛り付け、**5**の＜サルサソース＞大さじ3、**6**の＜アーモンドヴィーガンチーズソース＞と**7**の＜ベジサワークリーム＞を適量かけ、お好みで甘酒オニオンソースをかけて、できあがり。

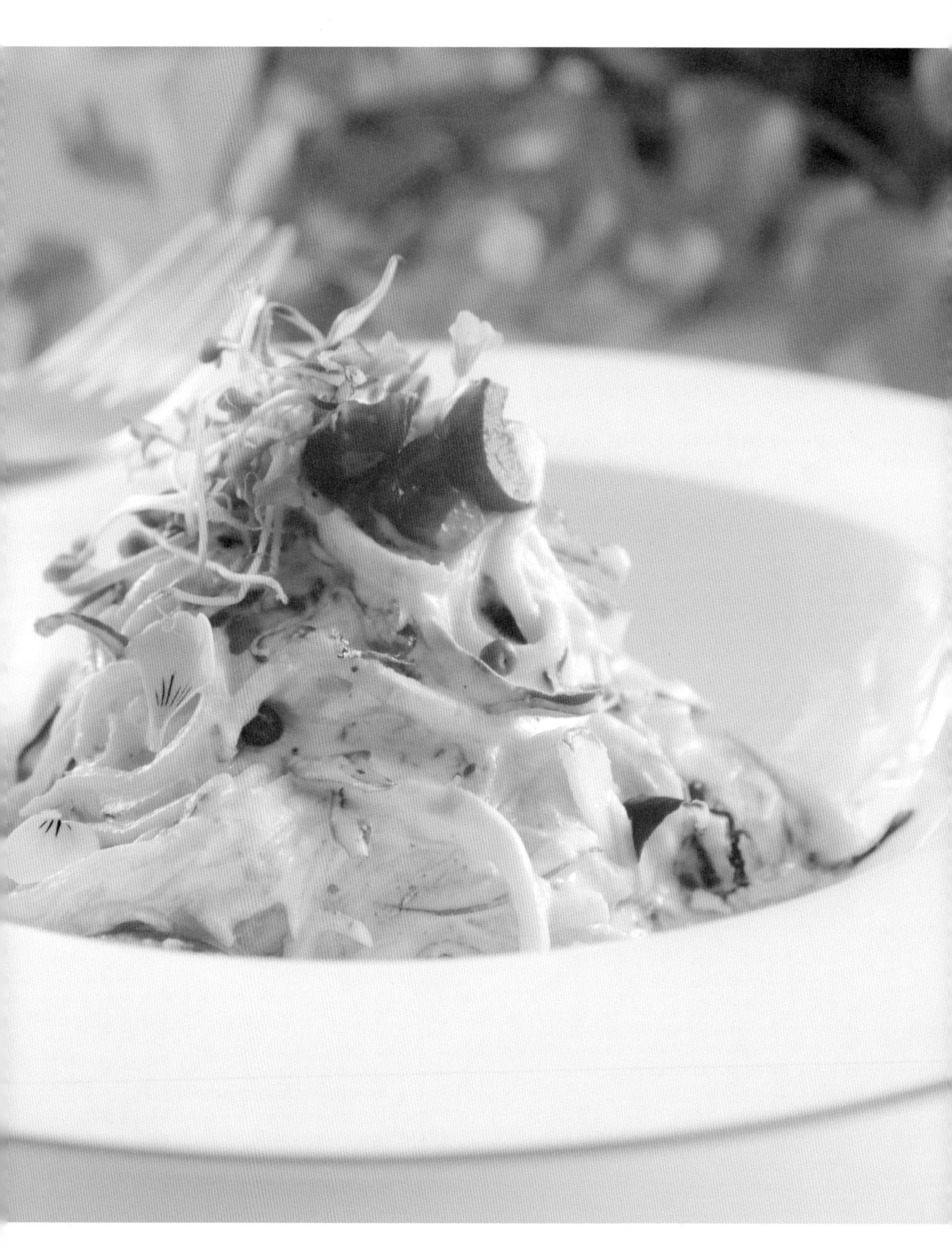

Raw Almond Carbonara

ローアーモンド・カルボナーラ

カシューナッツとプラントベースミルクで、濃厚なチーズ風味のソースに。ニュートリショナルイーストとブラックソルト、白味噌を使うのがポイントです。ズッキーニの麺は、余分な熱を冷まし免疫力アップ効果も期待できます。

○材料（4人分）
ズッキーニ……2本
生カシューナッツ……80g（2時間浸水）
アーモンドミルク（またはお好みのプラントベースミルク）……200ml
ニンニク（すりおろし）……小さじ1/2
ブラックソルト（または岩塩）……小さじ1/2
レモン汁……大さじ2
ニュートリショナルイースト……大さじ1
オリーブオイル……大さじ1
白味噌……大さじ1
オニオンパウダー……小さじ1
ブラックペッパー……少々

○<**トッピング**>**材料**
ディル……適量
紫玉ねぎ……適量（薄くスライス）
ミニトマト……2個（1/4に切る）
菊花……適宜

作り方

1. ズッキーニ以外の材料をブレンダーで撹拌する。
2. ズッキーニの皮をむき、菜麺器で麺状にスライスし、塩（分量外）を適量まぶしてしばらく置く。水が出てきたら水分を絞る。
3. **2**を**1**で和えて、トッピングのディル、紫玉ねぎ、ミニトマト、菊花を加え、お好みでブラックペッパー（分量外）をかけて、できあがり。

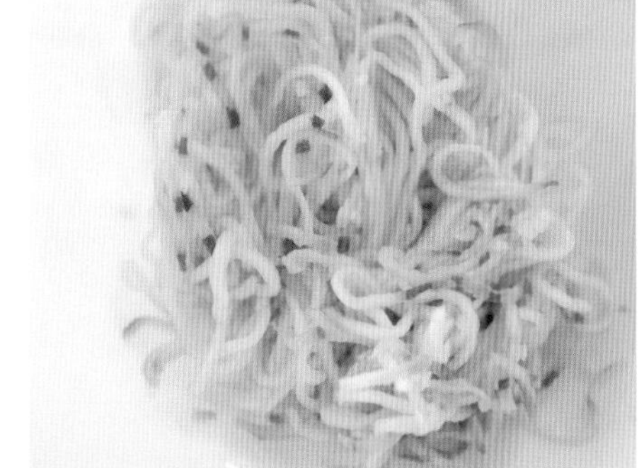

ズッキーニは皮をむいてから
菜麺器でスライスすると、
より麺らしくなり、
ソースがからみやすくなる。

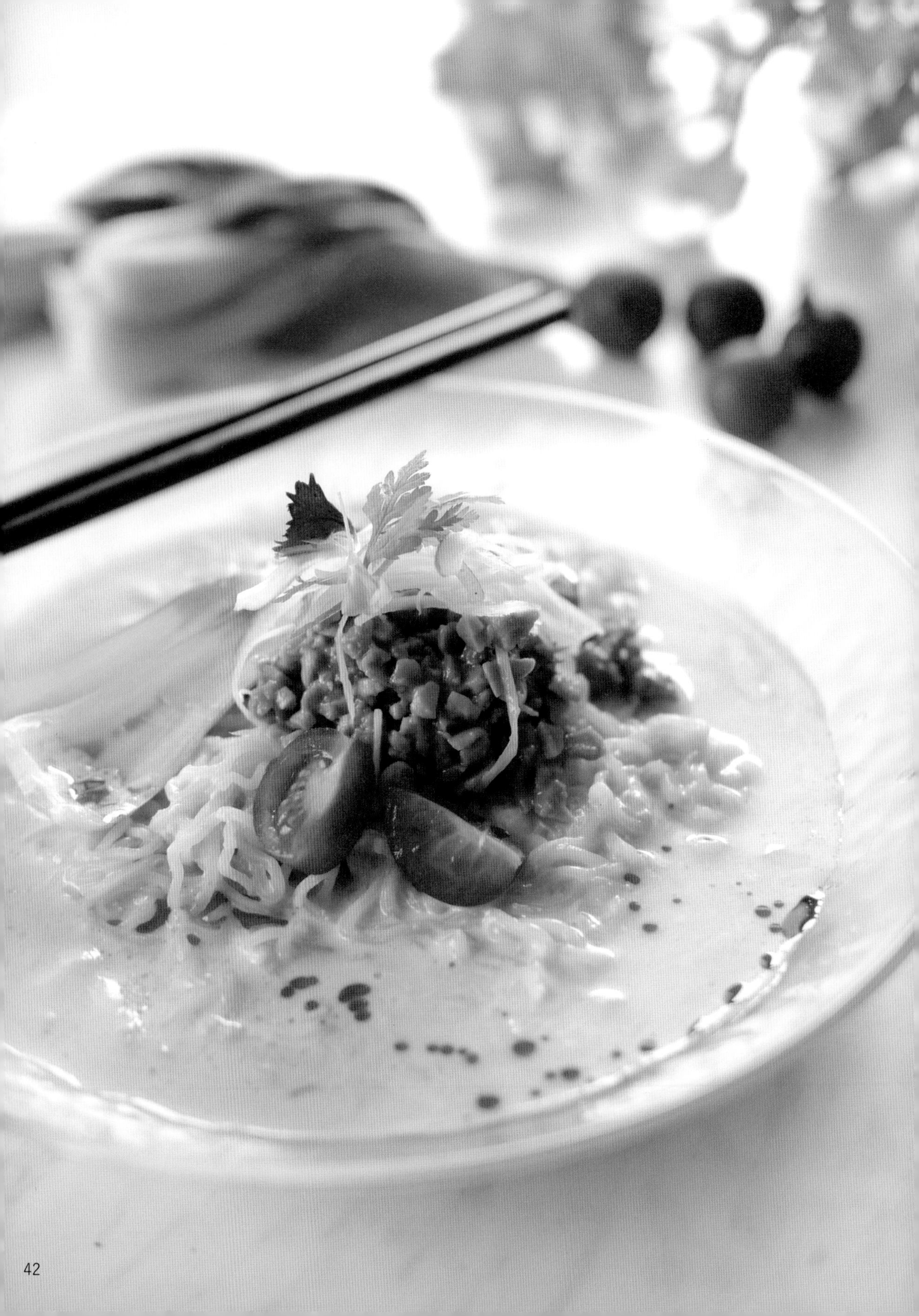

Cold Spicy Noodles with Fermented Sake Lees

発酵酒粕坦々冷麺

「五臓」を整えてくれる薬膳食材の霊芝パウダー、酒粕、味噌、納豆、塩麹といった発酵食品で、免疫力アップをめざしましょう！　酒粕と白味噌と納豆のコクと旨味で作る肉味噌風で、食欲のないときでもおいしく食べられます。

○材料（2人分）
お好みの麺……160g
青梗菜……1束（茹でる）
長ねぎ……3cm（白髪ねぎ）
ミニトマト……2個（4等分に切る）
バジル……2枚（なくても可）
ラー油……小さじ1

○＜スープ＞材料（2人分）
ごま油……大さじ2
アーモンドミルク（または豆乳）……600ml
だし汁……200ml
塩麹（または玉ねぎ大葉麹。106ページ参照）……小さじ2
花椒……小さじ1/4
霊芝パウダー……小さじ1/4（なくても可）

A
ニンニク（みじん切り）……小さじ1
生姜（みじん切り）……小さじ2
長ねぎ……1本（小口切り）

B
酒粕……50g
白味噌……大さじ4
タヒニ……大さじ2

○＜納豆肉味噌風＞材料（2人分）
ごま油……小さじ1
ニンニク（すりおろし）……小さじ1/2
生姜（すりおろし）……小さじ1/2
納豆（ひきわり）……50g

C
味噌……大さじ1/2
醤油……小さじ1/2
酒……大さじ1/2
メープルシロップ……小さじ1

作り方
1. ＜スープ＞を作る。鍋にごま油を入れて弱火にかけ、**A**を炒める。
2. 甘い香りがしてきたら、**B**をなめらかになるまで混ぜ合わせて**1**に加え、アーモンドミルク、だし汁を加え、木べらでかき混ぜながら塩麹、花椒、霊芝パウダーを加えて味を整え、氷水で冷やしておく。
3. ＜納豆肉味噌風＞を作る。鍋にごま油、ニンニク、生姜を入れて弱火で香りが出るまで炒める。
4. **3**の香りが出てきたら納豆と**C**を入れ、炒め合わせる。
5. お湯を沸かして麺を茹で、氷水で冷やす。
6. 器に麺を入れて、**2**のスープをかけ、**4**の＜納豆肉味噌風＞、青梗菜、長ねぎ、ミニトマトをのせ、バジルを飾り、ラー油をかけて、できあがり。

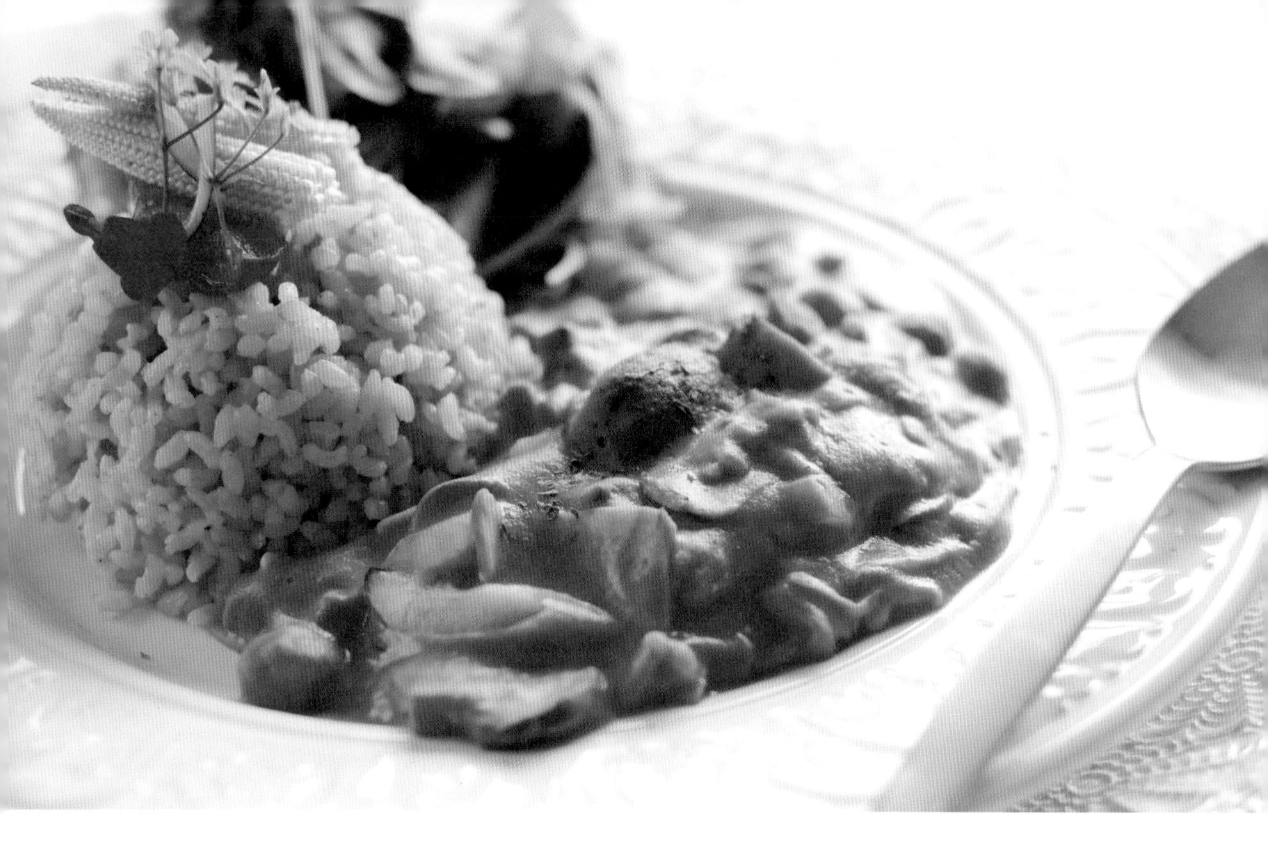

Mushroom Almond Stroganoff

きのこのアーモンド・ストロガノフ

胃の働きを整えて消化を助け、食欲を回復する働きのあるトマトを使って作ります。食物繊維をたっぷりとることができるうえに、オイルフリー＆グルテンフリーで、とってもヘルシーな一皿です。

○材料（2人分）
白味噌……大さじ1/2
赤ワイン……大さじ1
ブラックペッパー……少々
玄米ごはん（またはお好みのごはん）……2膳
パセリ（みじん切り）……少々

A
マッシュルーム……50g（薄切り）
エリンギ……50g（短冊切り）
しめじ……50g（食べやすい大きさにさく）
ひよこ豆……50g（茹でる）
玉ねぎ……1/4個（みじん切り）
トマトピューレ……90ml
塩……小さじ1
ローリエ……1枚

B
アーモンドミルク……200ml
上新粉……大さじ1と1/2

作り方

1. 鍋に**A**を入れてふたをし、中弱火にかけて10〜15分煮込む。
2. **B**をボウルに入れて泡立て器でよく混ぜ、**1**に加える。
3. **2**に白味噌、赤ワイン、ブラックペッパーを加えて1〜2分ほどかき混ぜながら煮立てる。
4. 器に玄米ごはんを盛り付け、**3**をかけて、パセリのみじん切りを振ったら、できあがり。

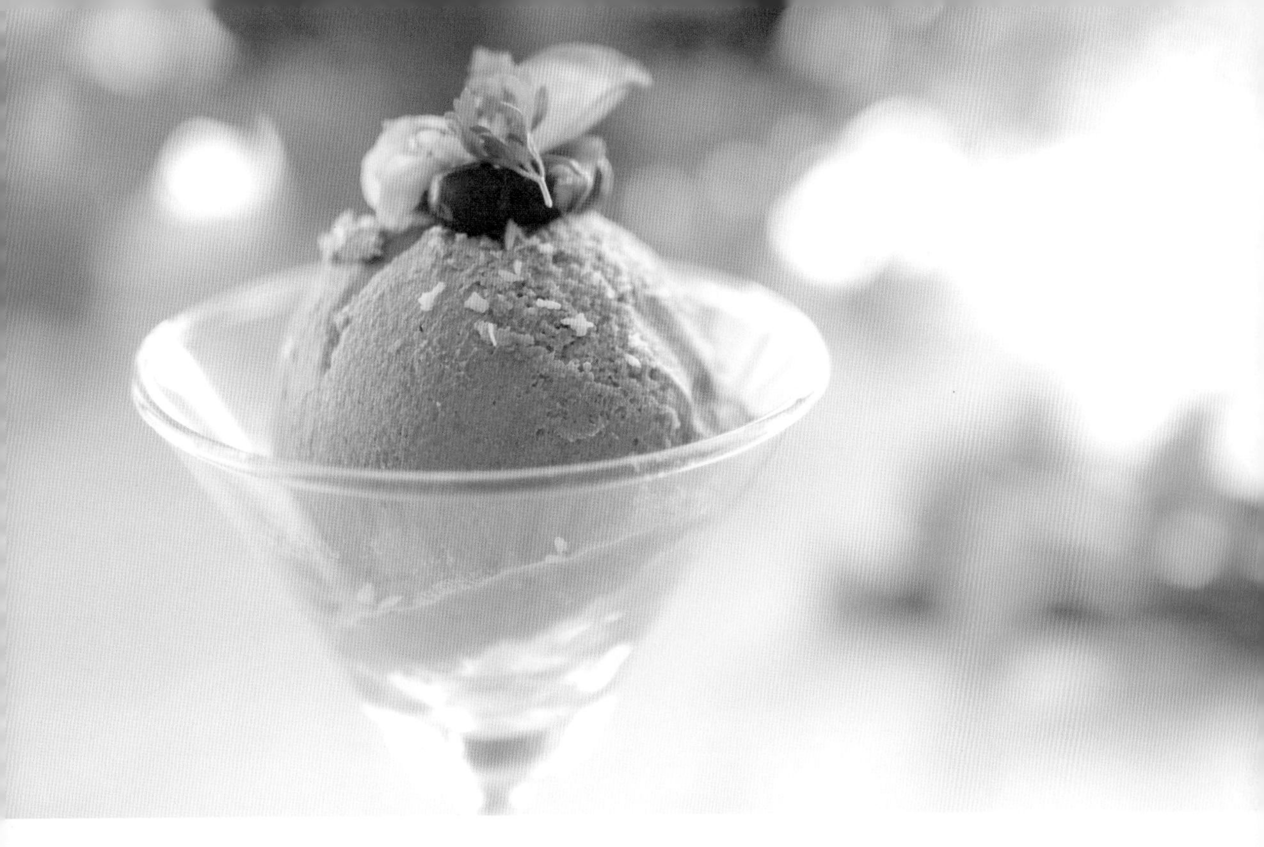

Raw Moringa Ice Cream

ロー・モリンガ・アイスクリーム

抹茶のような味がする、濃厚でリッチなローアイスクリームです。奇跡の木と呼ばれるモリンガを使って作ります。モリンガは栄養価が高く、抗酸化作用、抗アレルギー作用が期待できるスーパーフードです。

○材料

生カシューナッツ……130g（2時間浸水後乾燥）
ココナッツミルク……150ml
メープルシロップ……大さじ3と1/2
ココナッツオイル……大さじ1
バニラエクストラクト……小さじ1/2
モリンガパウダー（または抹茶パウダー）……大さじ1と1/2〜2
ピンクソルト（または岩塩）……少々

作り方

1. すべての材料をブレンダーで攪拌する。
2. **1**を容器に移して冷凍庫に入れ、1時間ごとにかき混ぜ、それを3回くり返してできあがり。アイスクリーマーがあれば、アイスクリーマーでなめらかにしてもよい。

＼ポイント／

塩について

ピンクソルトなどの岩塩は、海塩よりナトリウムが豊富で塩気が強く、溶けにくい特徴があるが、素材本来の味を引き立てながら、まろやかな甘味と旨味をプラスできるので、スイーツやサラダによく合う。色々な塩の味を比べてみて、好みで使い分けるのも楽しい。

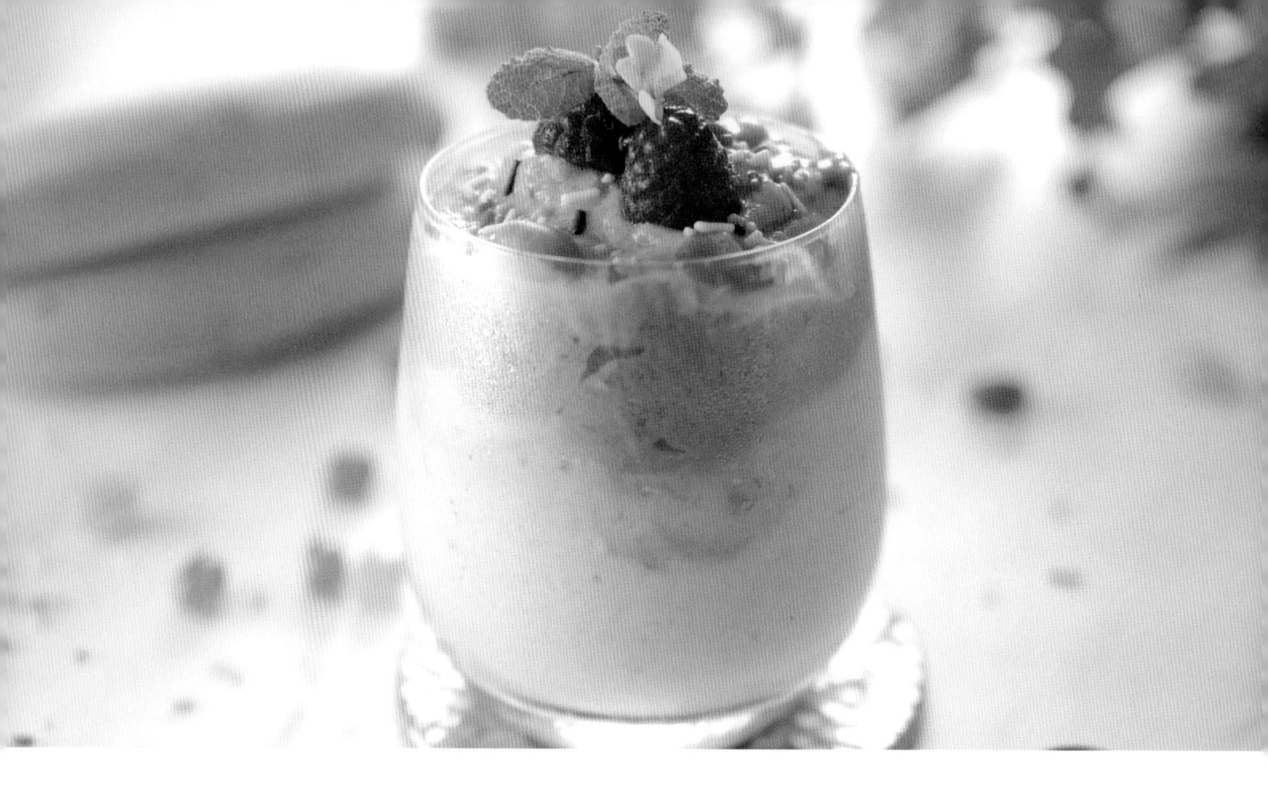

Unicorn Nice Cream

ユニコーン・ナイスクリーム

バナナで作る、ヘルシーなアイスクリームです。ピーナッツバターやココナッツを使って作ると、濃厚な味になります。薬膳では、バナナは熱を取り、腸を潤し、解毒作用があるとされています。

○**<基本のナイスクリーム>材料（2人分）**
冷凍バナナ……2本（４等分に切る）
ココナッツミルク……大さじ4
ピーナッツバター……大さじ1（なくても可）
メープルシロップ……大さじ1

○**<ラズベリーナイスクリーム>材料（2人分）**
冷凍バナナ……2本
ココナッツミルク……大さじ4
ココナッツオイル……小さじ2（溶かしたもの）（なくても可）
メープルシロップ……小さじ2
冷凍ラズベリー……適量（ナイスクリームが色づくくらい）

○**<トッピング>材料**
グラノーラ……適量
クコの実……小さじ2
カカオニブ……適宜
カラースプレー……適宜

作り方

1. <基本のナイスクリーム>を作る。材料をすべてフードプロセッサーに入れて攪拌し、なめらかにする。
2. <ラズベリーナイスクリーム>を作る。材料をすべてフードプロセッサーに入れて攪拌し、なめらかにする。
3. 器に、下から、グラノーラ、<基本のナイスクリーム>、<ラズベリーアイスクリーム>を盛り付ける。
4. クコの実、カカオニブ、カラースプレーを盛り付けて完成。

ナイスクリーム（Nice Cream）
ヴィーガンアイスクリームは地球にも人にもやさしいため、世界では通称「ナイスクリーム」と呼ばれています。

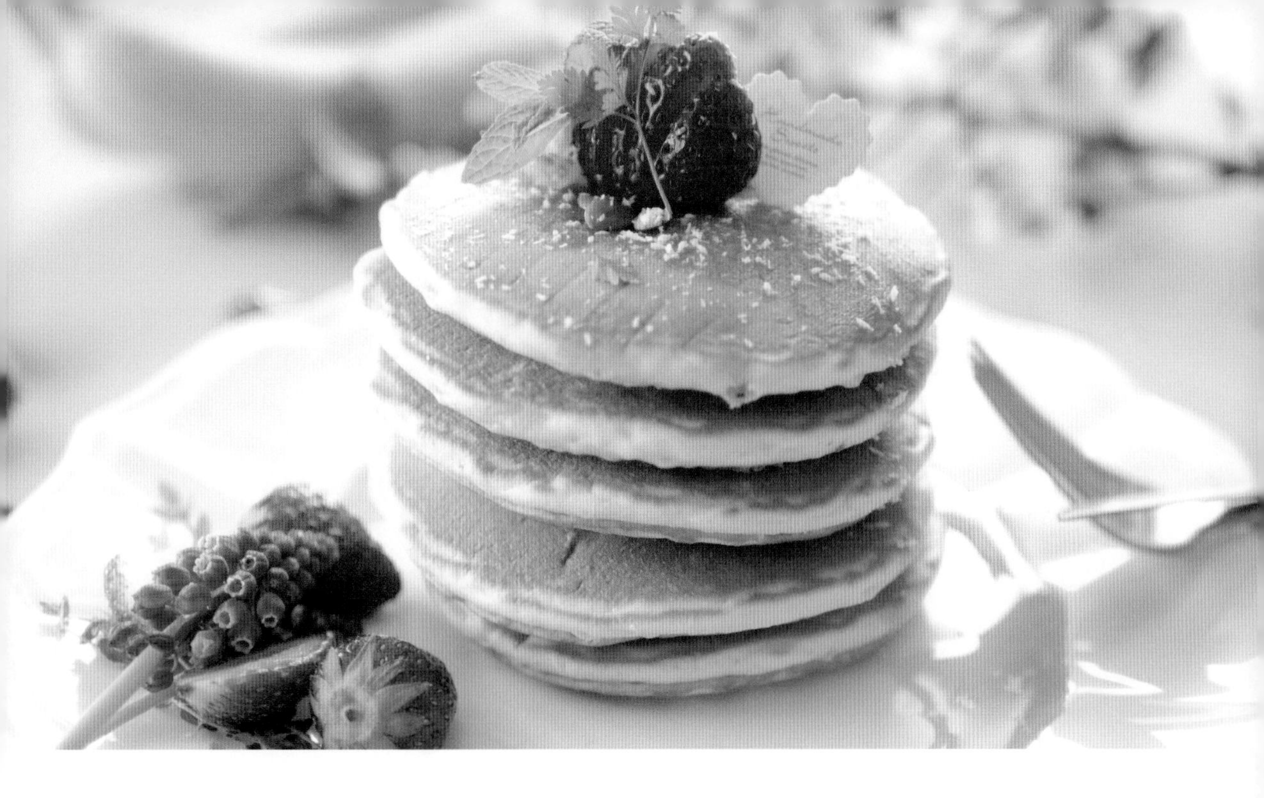

Vegan Gluten-Free Pancakes
ヴィーガン&グルテンフリー・パンケーキ

小麦、卵、乳製品、白砂糖を使わずに、混ぜて焼くだけのパンケーキです。からだを内側から温めてくれるシナモンの香りが、口いっぱいに広がります。おやつタイムにいかがでしょうか？

○材料（直径12cm2枚分）

A

- 米粉（製菓用）……75g
- ココナッツシュガー（またはお好みの砂糖）……20g
- ベーキングパウダー……小さじ1
- シナモンパウダー……小さじ1/2
- ピンクソルト……ひとつまみ

B

- プラントベースミルク……65g
- レモン汁……小さじ1と1/2
- ココナッツオイル（無臭）……5g（溶かす）
- バニラエクストラクト……小さじ1/4

○<トッピング>材料

いちご……1個（スライスする）
発酵ヴィーガンバター（102ページ参照）……適宜
メープルシロップ……適宜

作り方

1. **A**をすべてボウルに入れて、泡立て器で混ぜる。
2. フライパンを強めの中火にかけておき、その間に**1**に**B**をすべて入れ、手早く泡立て器で混ぜる。混ぜはじめの生地は固めで、1分もしないうちに米粉と水分がなじみゆるくなる。
3. フライパンの火を弱火にし、**2**の生地の発泡している泡をできるだけ消さないようにそっとすくい、円形になるようにフライパンに落とす。
4. 色よく焼けたらひっくり返し、ふたをして、そのまま弱火で中まで火を通す。両面が色よく焼けたら、できあがり。お好みで、いちご、発酵ヴィーガンバターやメープルシロップをトッピングしてどうぞ。

\column1/

サステナブルな暮らしで、みんなにやさしい選択を

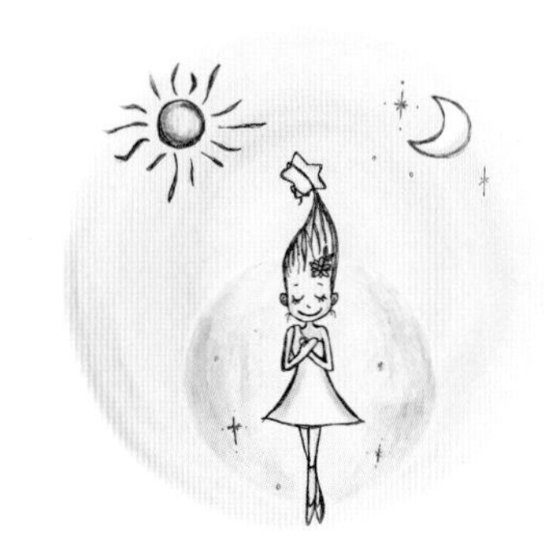

新しいコトをはじめて 継続可能な世界に一歩近づこう

これからの世界は、日々の私たちの一つひとつの選択が、地球レベルに関わってくると思っています。青い海や満点の星空は、いつまでもあたり前にあるものと思ってしまいがちですが、私たちがこのまま同じ生活を続けていたら、いつか失われてしまうかもしれません。

地球の美しい景色を、何世代も先の子どもたちに残せるように、未来の子どもたちが笑顔でいられるように、今できることを少しずつでも続けていきたいと思っています。地球環境のことを考えて暮らすことは、自分の身近にいる大切な人の幸せや健康にもつながっていきます。地球も人も動物もみんなハッピーになること、今日からはじめてみませんか？

1. マイボトル・エコバッグを持ち歩く

くり返し使えてゴミを減らせる、マイボトルやエコバッグ。それは、豊かな環境を未来へつなぐバトンなのかもしれません。海洋プラスチック問題などは、日々深刻化する社会課題ですが、一人ひとりが少しでもゴミを減らし資源を守ることでCO2 削減に大きくつながります。

2. 週一からはじめる菜食生活

現在、日本人の肉の摂取量は、1週間で 600g が平均といわれています。その半分の 300g に減らせば、地球も動物も過剰に犠牲にすることなく、飢餓も減少していいことばかり。週に一度だけでも菜食にすることで、地球環境保全に大きく貢献できます。食肉の需要が減少すれば畜産によるメタンガスを減らし、牧草地開拓による森林伐採も減らすことができます。

3. 界面活性剤不使用の洗剤を使う

市販の台所用洗剤や洗濯洗剤に含まれている界面活性剤は、肌のトラブルにもつながり、地球環境にも負担がかかります。人工的な香料はアレルギーや喘息につながる香害にもなります。私はいつも「洗濯マグちゃん」（マグネシウムによる洗剤）を使っています。

4. できるだけ地産地消を心がける

住んでいる地域で作られている食べ物を積極的に取り入れることで、旬を楽しむことができ、輸送する際に排出される CO2 の削減につながります。食料自給率 100 パーセントの米飯を中心とすれば、食品の輸入輸送も防ぐことができます。地域で作られたものを購入すると、地域経済の活性化にも。「買い物は投票」といわれるように、有機栽培や自然栽培の農産物を購入することは、その活動を支援する行動になります。

長夏

Change

脾

長夏は、四季やからだの変わり目となる時期で、「土用」とも呼ばれ、土の「気」が盛んになります。「五行学説」では長夏は「土」と同質のものと捉えますが、「土」は万物を生み育て消滅させる、ものごとの変化を司る特性があります。ここでは、長夏のからだの変化や過ごし方と食べ方、レシピをご紹介します。「脾・胃タイプ」（14、15 ページ参照）の方は、季節を問わず長夏のからだの傾向にあるため、長夏の過ごし方や食べ方を参考に生活してみてください。

長夏のからだ・過ごし方

季節の変わり目はトラブルが頻発

立春、立夏、立秋、立冬の前の約18日間は季節の変わり目で、「土用」と呼ばれています。東洋医学では夏から秋にかけての「土用」を「長夏」と呼びますが、その時期は、日本では「梅雨」にあたります。長夏は「脾・胃」が最も疲れやすい時期です。「脾・胃」には食べ物を消化吸収するだけではなく、「気」を作りだし、全身に巡らせる働きがあります。そのため「脾・胃」が弱まると、食欲不振、消化不良、ガス腹、胸焼け、胃もたれ、下痢、便秘となり、体液が流れにくくなり、口の中が粘っこくなったり、むくみを生じやすくなったりします。

湿気が多くジメジメと蒸した暑い梅雨や、気温や湿度に変化の多い季節の変わり目は、体調を崩しがちです。「脾」は、湿気にとても弱いので、梅雨の時期に最も影響を受けやすくなります。「脾」は「胃」と一体となって消化吸収を司り、飲食物から栄養を取り出し、気血水（津液）に作り替えて運んでくれます。この時期には消化に負担のかかる食べ物を避け、冷たいものをとり過ぎないようにして「脾」を労りましょう。

「湿」に負けないよう、適度な運動をしよう

植物が花を咲かせるために豊かな土壌が必要であるように、私たち人間が健やかに生きるための基盤は「脾」だといわれています。脾臓には、乾燥に強く湿気に弱い「喜燥悪湿（きそうおしつ）」という特徴があります。そのため、この時期の健康法のポイントは、「健脾除湿（けんひじょしつ）」とし、できるだけからだに「湿」を取り込まないようにすることです。「湿」を取り込まないようにするためには、適度な運動と十分な睡眠が大切です。「脾」は筋肉を司るため、筋肉を鍛えれば、「脾」も元気になります。もともと消化機能が弱い方も、適度な運動が胃腸を労ります。

「脾・胃」を整える代表的なツボは足三里です。様々な胃腸のトラブルに効果があり、食欲がわいてくるツボです。足の疲れを取る効果もあります。足三里は向こうずねの外側、膝下のくぼみから指4本下がったところのくぼみにあります。親指の腹を当て、足の中心に向かって円を描くように押しもみ、「脾・胃」を整えましょう。

長夏の食べ方

甘味と黄色い食べ物がポイント！

長夏に取り入れたいのは、「脾」の機能を促し、消化機能を高める黄色い食材です。飲食物から気血水（津液）といったエネルギーを作り出し、全身に運ぶ働きを助けてくれます。

「五味」のうち甘味は、土用に衰えやすい「脾・胃」を整える作用があります。「脾」とともに働く「胃」の調子を整えて、「気」や「血」を補う作用もあります。甘味とは砂糖のことではなく、豆や野菜に含まれる自然な甘味のことです。たとえば、甘くて黄色いかぼちゃは「脾・胃」を補う、おすすめの食材です。穀物や野菜、豆類など、私たちが日常的に食べているものの約７割が甘味だといわれています。甘味は食べ過ぎれば「脾・胃」を弱めてしまいますが、適量なら「脾・胃」を補うすばらしい食材となります。

長夏は湿気が多いため、湿気に弱い「脾」のためには、体内に余分な水分をためないよう、昆布や玉ねぎ、小豆など、水分代謝を促す食材をとることも大切です。

長夏の食材 長夏におすすめの代表的な食材をご紹介します。

※熱性・温性はからだを温める性質、寒性・涼性はからだを冷やす性質、平性はそのどちらでもないことを表しています(13ページ参照)。

枝豆

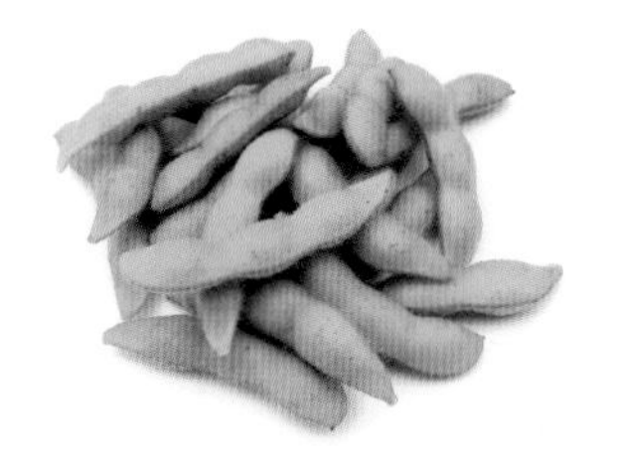

平性　甘味(旬:7〜9月　脾・胃・大腸に効果あり)

「気」を補い、「血」の巡りをよくするため、疲労回復や夏バテ予防に役立ちます。枝豆のタンパク質に含まれるメチオニンは肝機能を助けるので、お酒好きの方にもおすすめです。豆腐と一緒に食べれば、食物繊維やレシチンをより多くとれ、コレステロール値を下げる作用も。

大葉

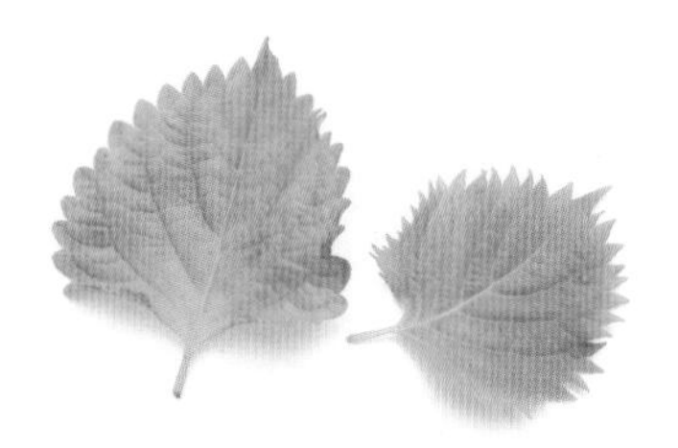

温性　辛味(旬:6〜9月　脾・肺に効果あり)

滞った「気」を巡らせ、気分を発散させて落ち着ける働きがあります。また、胃腸を元気にして食欲を回復させ、からだを温める働きも期待できます。とくに下痢の症状のあるときや、冷え性やアレルギーの方におすすめの食材です。

長夏の食材

かぼちゃ

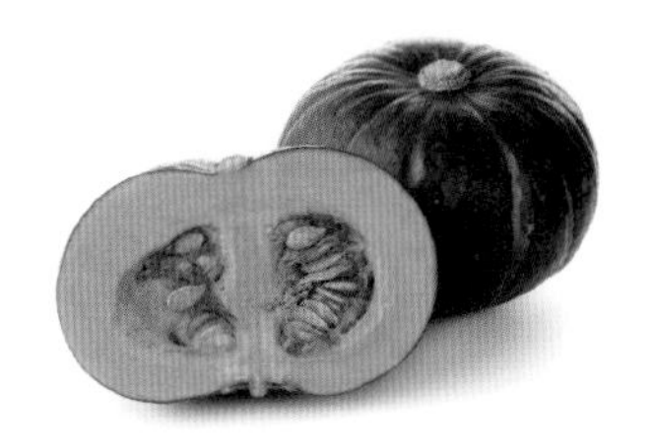

温性　甘味(旬:5～9月　脾・胃に効果あり)

かぼちゃは､｢脾｣と｢胃｣の働きを助け､からだを温めて疲労を回復します。抗酸化作用があるベータカロテンをはじめ、様々なビタミンを豊富に含み、美肌作りや生活習慣病の予防におすすめの食材です。胃痛や便秘を解消するほか、風邪予防や生活習慣病の予防にも効果的です。

キャベツ

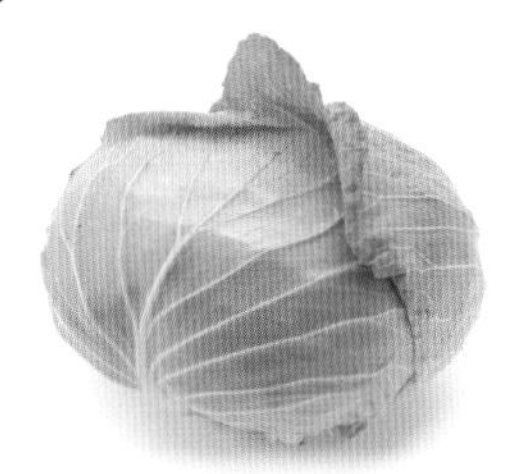

平性　甘味(旬:1～5月、7～8月　胃・腎に効果あり)

薬膳においてキャベツは､｢胃｣をしっかり動かし、痛みを軽減する働きだけでなく､｢五臓｣を健やかにし、六腑を調整して、からだ全体の｢気｣を高めてくれる食材です。特徴的な働きは内臓の調子を整え、余分な水分を排出し、骨を強くして、胃腸の調子を整えることです。

グレープフルーツ

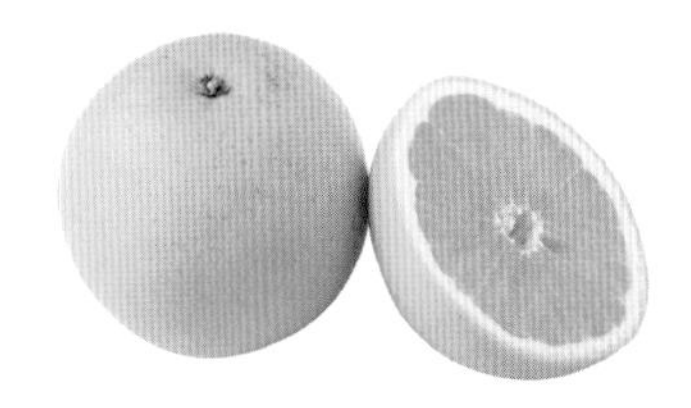

寒性　酸味・甘味(旬:4～5月　肝・脾・肺に効果あり)

グレープフルーツには、解酒毒(かいしゅどく)というアルコールの分解を促進する働きがあります。さらに胃腸の調子を整える働きや疲労回復力もあるので、二日酔い予防や、飲み過ぎて疲れた次の日にもおすすめです。

椎茸

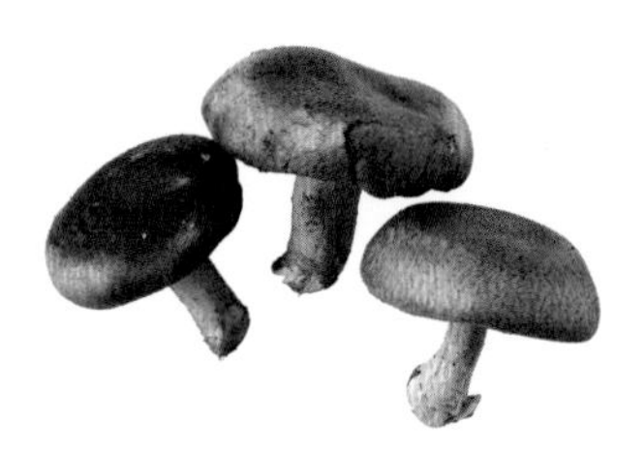

平性　甘味(生・乾燥)(旬:3～5月、9～11月　肝・胃に効果あり)

｢気｣や血流の流れをよくし、胃腸を元気にする作用があります。椎茸に含まれるβ-グルカンには抗がん作用が、エリタデニンにはコレステロールを下げる働きがあるため、がんや動脈硬化など生活習慣病の予防に有効です。

生姜

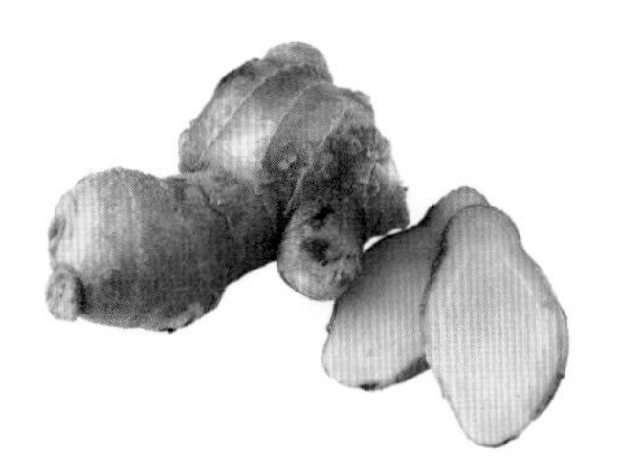

温性　辛味(旬:6～8月、9～10月　脾・肺に効果あり)

中医学的には、生の生姜は寒さを散らして(散寒)からだを温めるとされます。悪寒を感じるとき、風邪の初期や冷たい外気にさらされ、からだの表面が冷えるときにおすすめです。乾燥した生姜は乾姜(かんきょう)といい、体表の冷えを散らさず、からだを中から温めます。

蕎麦

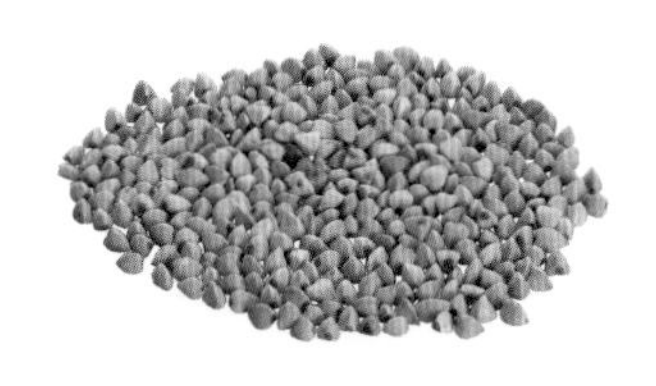

**涼性　甘味(旬:夏蕎麦:6月中旬～8月中旬、
秋蕎麦:9月中旬～11月中旬　脾・胃・大腸に効果あり)**

からだにこもった余分な熱を取り、頭にのぼった｢気｣を下ろす働きがあります。血圧を下げる作用や抗酸化作用のあるルチンや、ビタミンB1、アミノ酸がバランスよく含まれ、疲れや夏バテ予防にもよいとされます。

そら豆

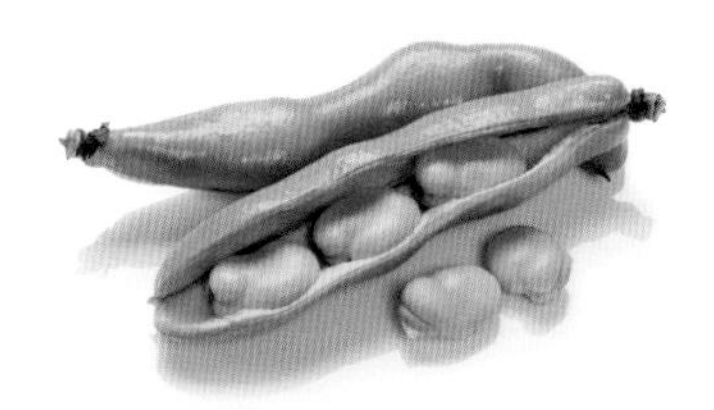

平性　甘味(旬:4～6月　脾・胃に効果あり)

「脾胃」の働きを高め、胃にたまった湿気を取る働きがあります。食欲不振や胃もたれの解消、疲労回復や、むくみを取る効果も。タンパク質、鉄などのミネラルが豊富なため、貧血の予防や疲労回復にもよいとされます。「そら豆+豆乳」の食べ合わせは、胃の調子が悪いときに。

大豆

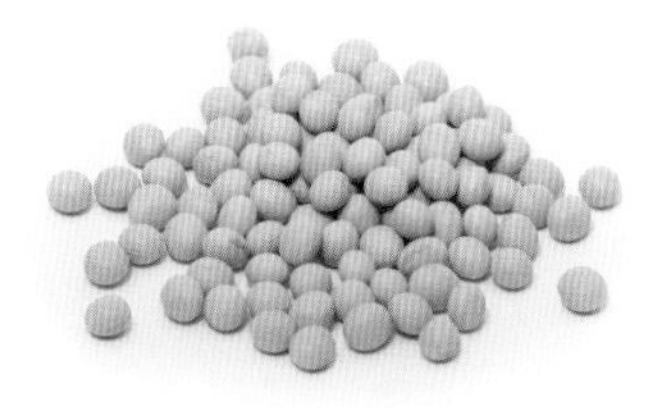

平性　甘味(旬:9～10月　脾・胃・大腸に効果あり)

薬膳では、「脾」を補い、胃腸の働きを高める作用や、血流をよくする働きがあるとされています。良質なタンパク質や脂質、炭水化物、ミネラル、食物繊維を豊富に含んでおり、生活習慣病の予防や疲労回復のためにも役立ちます。

ハトムギ

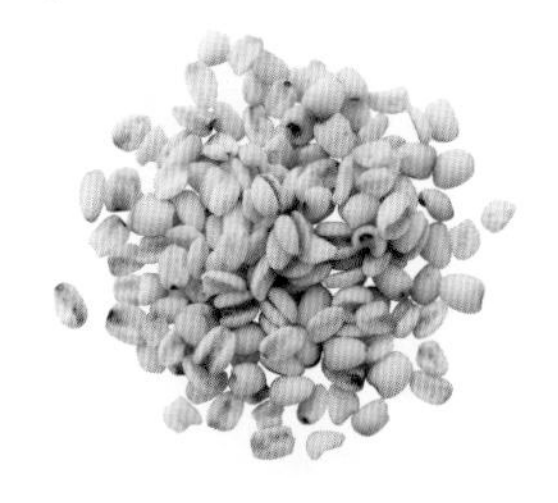

涼性　甘味(旬:10月　脾・胃・肺に効果あり)

中国では古くから、ハトムギの皮をむいた種子を「ヨクイニン」と呼び、イボを取る生薬として使われてきました。「脾」の働きを助け、水分の代謝を促進し、尿の出をよくし、むくみを解消するといわれています。「ハトムギ+お湯」で美肌効果が高まります。

ブロッコリー

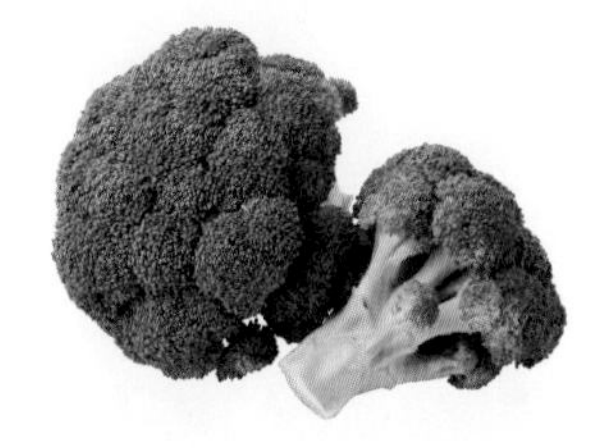

平性　甘味(旬:11～3月　肝・脾・胃・大腸に効果あり)

「腎」の働きを高め、虚弱体質を改善し、胃腸の働きを整えてくれるため、胃腸が弱っている方、老化が気になる方などにおすすめです。抗酸化作用が高く、免疫力アップに役立つため、がんや生活習慣病の予防、高血圧の改善も期待できます。

みかん(温州みかん)

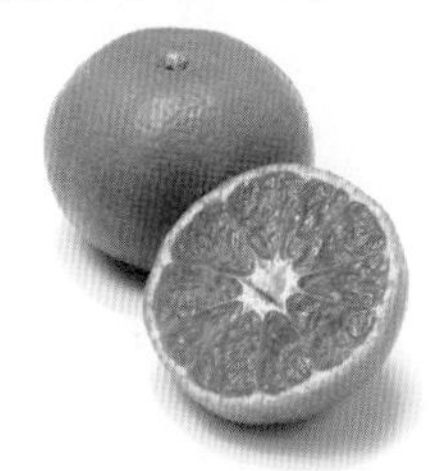

温性　酸味・甘味(旬:9～12月下旬、1月以降　脾・肺に効果あり)

ビタミンCやクエン酸が豊富なため、免疫力を高める働きがあり、風邪予防におすすめです。また抗がん作用があるβ-クリプトキサンチンも含まれています。皮は陳皮(ちんぴ)という生薬に使われ、「気」の巡りや、胃の働きをよくし、食欲不振も解消するといわれています。

落花生

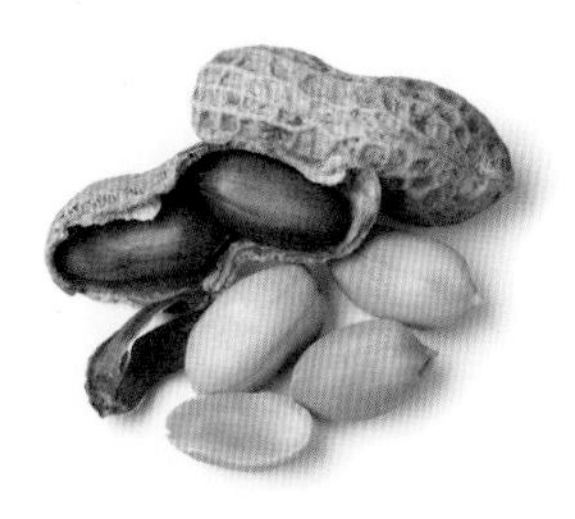

平性　甘味(旬:8～9月　脾・肺に効果あり)

薄皮には「血」を補う作用があるため、薄皮ごと摂取することが重要です。貧血やめまいによいとされ、腸を潤して便秘を解消し、「肺」を潤して咳を鎮める作用も期待できます。落花生は中国語で「長生果」(長寿の薬)と呼ばれ、滋養強壮や老化防止にも効果的といわれています。

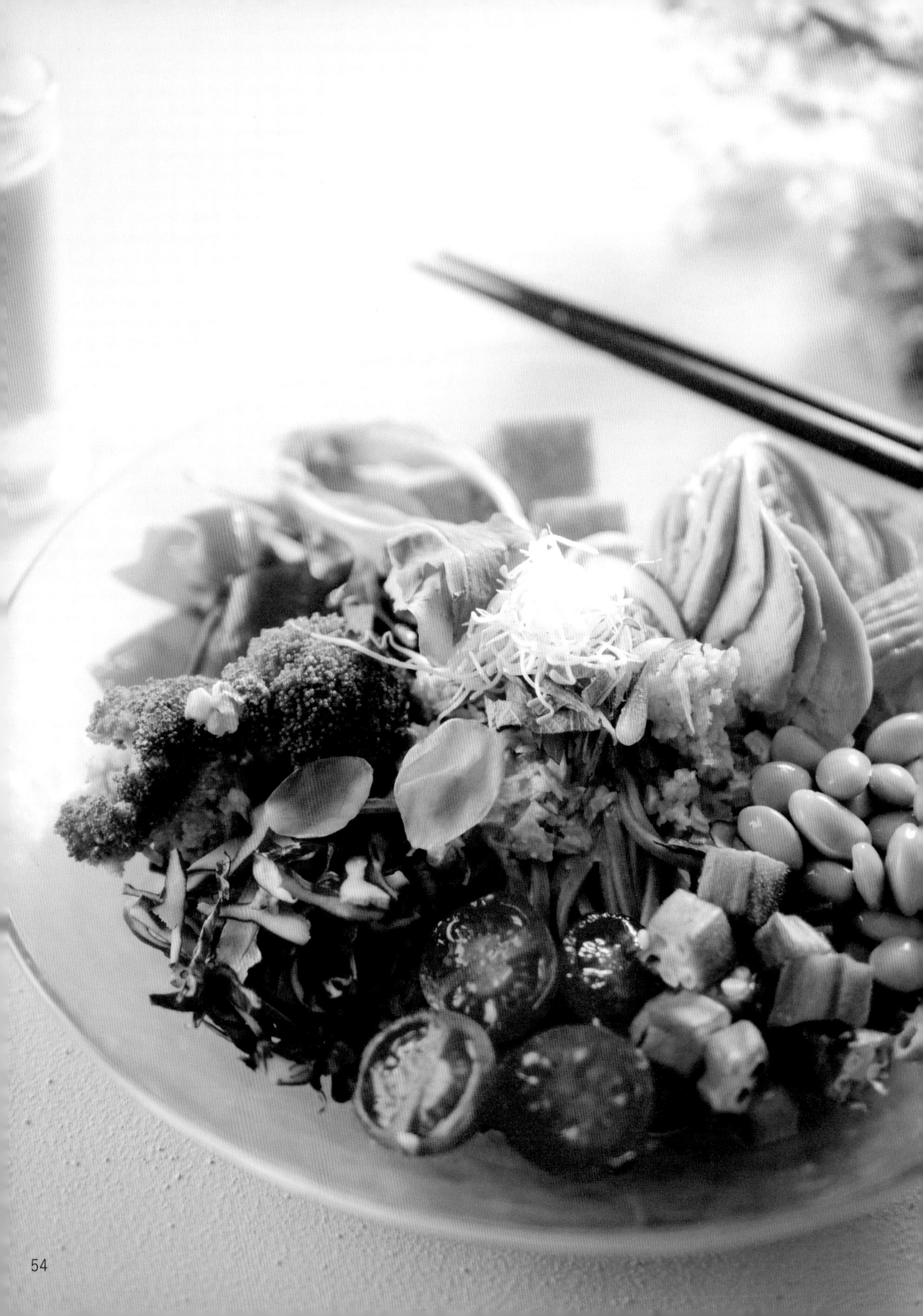

Soba Noodle with Fermented Almond Milk and Walnut

発酵アーモンドミルクくるみ蕎麦

蕎麦には、からだにこもった余分な熱を取り、頭にのぼった「気」を下ろす働きがあります。大葉や生姜などの薬膳食材もプラスしてからだの巡りをよくし、夏バテを予防しましょう。

○材料（2人分）

蕎麦（乾麺）……160g
くるみ（ロースト）……120g
生姜……適量
大葉……2枚
みょうが……適量
長ねぎ……適量
麻の実ナッツ……適宜

A

- 甘酒……100g
- 醤油……大さじ1
- 白味噌……大さじ2
- 塩麹……小さじ1
- アーモンドミルク（またはお好みのプラントベースミルク）……320ml
- 昆布だし（顆粒）……小さじ1
- 白すりごま……小さじ2

○<トッピング>材料

アボカド……1個（薄くスライス）
ブロッコリー……50g（茹でる）
枝豆……60g（塩茹で）
ワカメ……30g（一口大にカット）
ミニトマト……6個（半分に切る）
スプラウト……適量
オクラ……4本（茹でて輪切り）
紫キャベツザワークラウト（108ページ参照）……40g
揚げ出し豆腐……1/2個（油抜きをして角切り）

作り方

1. 下準備として、蕎麦を茹でて、流水で洗う。
2. くるみは細かく刻むかフードプロセッサーで粗みじんにして、一旦取り出す。
3. フードプロセッサーに**A**をすべて入れてよく混ぜ合わせ、**2**のくるみと混ぜ合わせる。
4. 生姜はすりおろし、大葉とみょうがは刻み、長ねぎは細く切って白髪ねぎにし、薬味を作る。
5. 器に盛った蕎麦の上に<トッピング>材料を盛り付け、**3**をかけて**4**の薬味を飾ってできあがり。お好みで麻の実ナッツをかけてもおいしい。

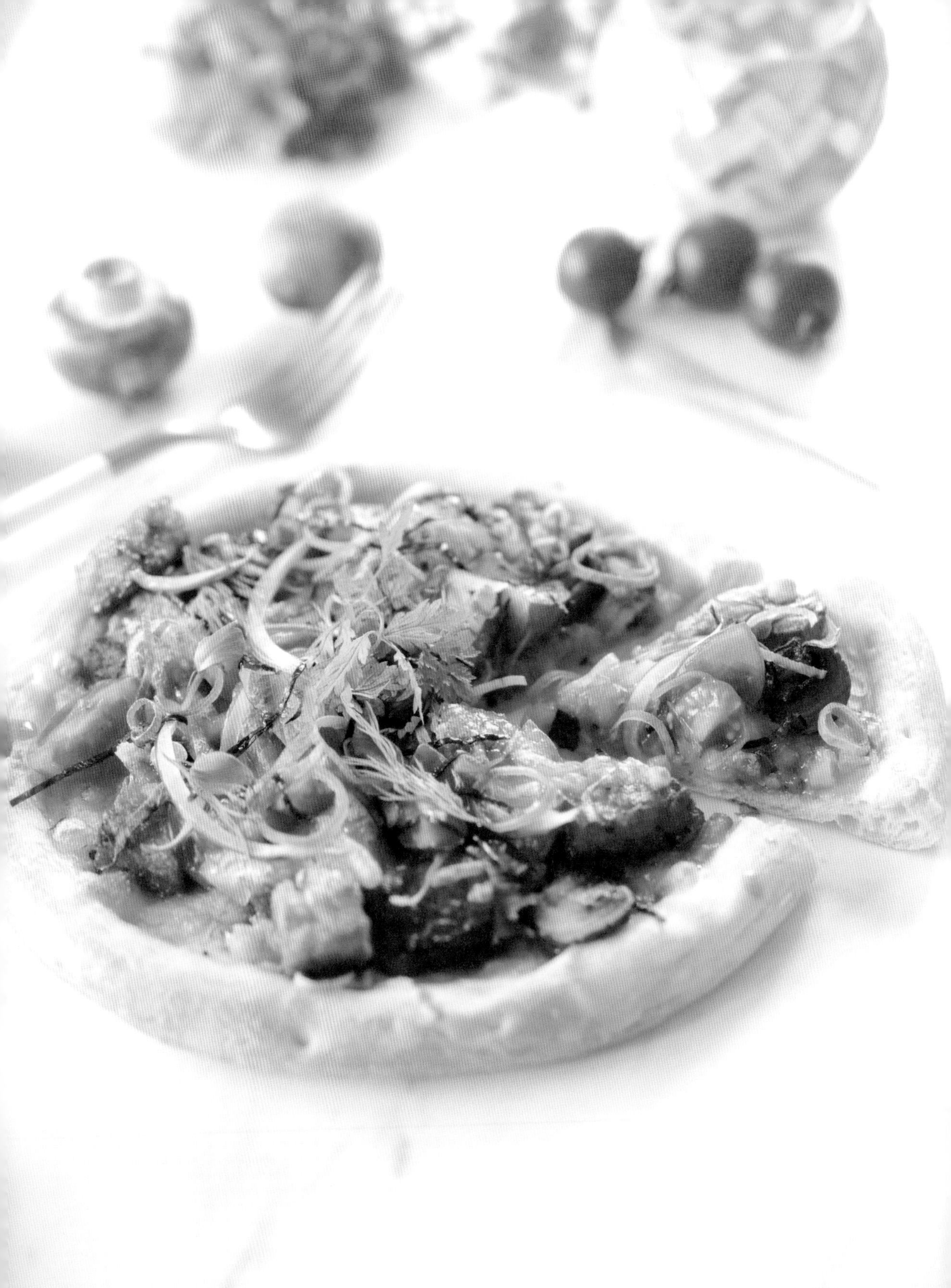

Japanese Teriyaki Tempeh Pizza

和風照り焼きテンペのピザ

良質な植物性タンパク質を含むテンペで作る照り焼きと、照り焼きソース、ベジマヨネーズを合わせると、濃厚でジャンクな味になります。お好みの野菜をのせて焼いてみてください。

○材料（直径19cm1枚分）
ピザ生地……1枚
ベジマヨネーズ（101ページ参照）……大さじ2
コーン……大さじ2
マッシュルーム……2個（薄切り）
玉ねぎ……1/8個（薄切り）
ミニトマト…… 4個（4つ切り）
ヴィーガンチーズ（市販品、または下記<とろけるヴィーガンチーズ>）……適量
小ねぎ……1本（小口切り）
刻み海苔……適量
大葉……２枚（細切り）

○<照り焼きテンペ>材料
材料テンペ……1枚（12等分に切る）
A
みりん……大さじ２
醤油……大さじ１
酒……大さじ１
ディジョンマスタード……小さじ１/ ２

○<照り焼きソース>材料
水……小さじ1/2
葛粉……小さじ1/2
醤油……大さじ1
みりん……大さじ1
酒……大さじ1
メープルシロップ……大さじ1/2

作り方
1. <照り焼きテンペ>を作る。フライパンに油（分量外）を熱し、テンペを両面こんがり焼く。
2. **A**を、ディジョンマスタードが溶けるまでよく混ぜる。
3. **2**をフライパンで中強火で煮詰め、泡が大きくなったら**1**のテンペを加えて照りが出るまで煮からめる。
4. <照り焼きソース>を作る。<照り焼きソース>材料の水に葛粉を溶かす。
5. **4**とは別の鍋に<照り焼きソース>の残りの材料を入れて煮立たせ、火を弱めて木べらでかき混ぜながら**4**を加え、とろみをつける。
6. ピザ生地にベジマヨネーズ大さじ1と**5**の<照り焼きソース>を大さじ1を混ぜたものを全体に塗り、その上に**3**の<照り焼きテンペ>とコーン、さっと炒めたマッシュルーム、玉ねぎ、ミニトマトをのせて、ヴィーガンチーズをのせる。
7. **6**を200〜230度のオーブンで10〜15分ほど焼き色がつくまで焼く。
8. 焼きあがったピザの上に、お好みでベジマヨネーズと<照り焼きソース>をそれぞれ大さじ１と、小ねぎと刻み海苔、大葉をのせて、できあがり。

＼**簡単おすすめ**／

<とろけるヴィーガンチーズ>の作り方

○材料
白玉粉……大さじ1と1/2
プラントベースミルク……125ml
白味噌……小さじ1
ニュートリショナルイースト……小さじ1
オリーブオイル……小さじ1
米酢……小さじ1/4
塩……小さじ1/2
ブラックペッパー……少々

作り方
1. 白玉粉は、塊がパウダー状になるまでミルサーにかける。
2. **1**とほかの材料を小鍋に入れて中火にかけ、混ぜながら全体がクリーム色に変わるまで2〜3分ほど加熱して、できあがり。

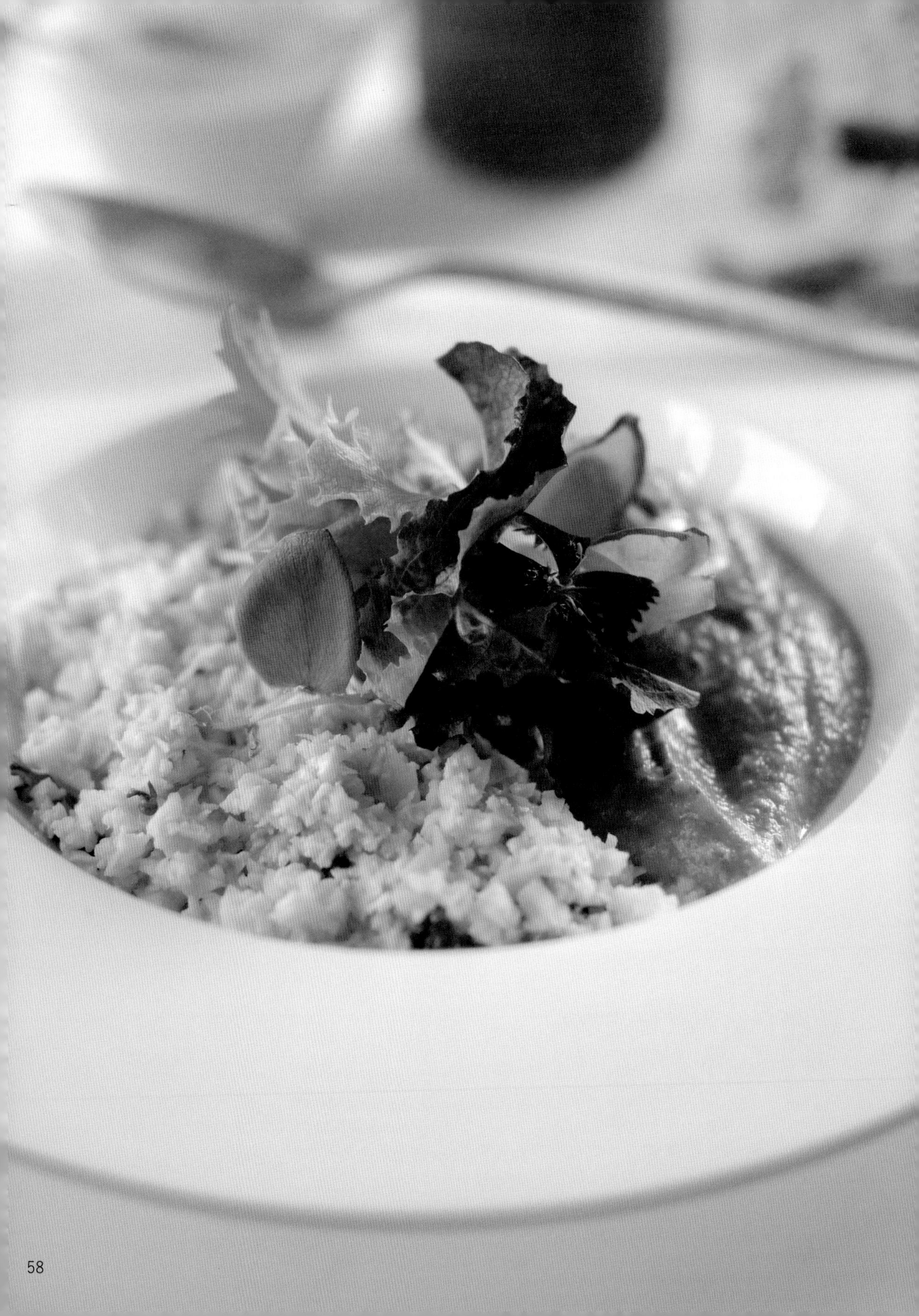

Creamy Raw Curry with Plenty of Enzymes

酵素たっぷりクリーミー・ローカレー

材料を混ぜるだけで手軽に作れる、濃厚なローカレー。からだの熱を取ってくれるスパイスや野菜をたくさん使うので、残暑が厳しい時期のランチにどうぞ。ソースは、生野菜のディップにも使えます。

○材料（4人分）

パプリカ（1cmの角切り）……100g
トマト（1cmの角切り）……150g

A

- 生姜（すりおろし）……大さじ1/2
- 生カシューナッツ……250g（2時間浸水後乾燥）
- アボカド……1/2個
- トマト……大1/2個
- 醤油……大さじ1と1/2
- 白味噌……大さじ1と1/2
- 昆布だし……125ml
- ごま油……大さじ1と1/2
- オニオンパウダー……大さじ1
- ガーリックパウダー……大さじ1
- カレー粉……小さじ1
- クミンパウダー……小さじ1
- コリアンダーパウダー……小さじ1
- 塩……ひとつまみ

○<カリフラワーライス>（2人分）

カリフラワー……300g
生カシューナッツ……15g（2時間浸水後乾燥）
パセリ（みじん切り）……大さじ1
オリーブオイル……大さじ1/2
白味噌……小さじ1
塩……少々

○<トッピング>材料

ベビーリーフ……適量
レーズン……大さじ3
生くるみ……大さじ3（2時間浸水後乾燥）

作り方

1. **A**をすべてブレンダーに入れ、なめらかになるまで攪拌する。
2. **1**にパプリカ、トマトを入れ、混ぜ合わせる。
3. <カリフラワーライス>を作る。カリフラワーと生カシューナッツ（2時間浸水後乾燥したもの）をフードプロセッサーで粗みじん切りにし、パセリ、オリーブオイル、白味噌、塩を加えて混ぜる。
4. **3**の<カリフラワーライス>に**2**をかけ、ベビーリーフ、レーズン、生くるみをトッピングして、できあがり。

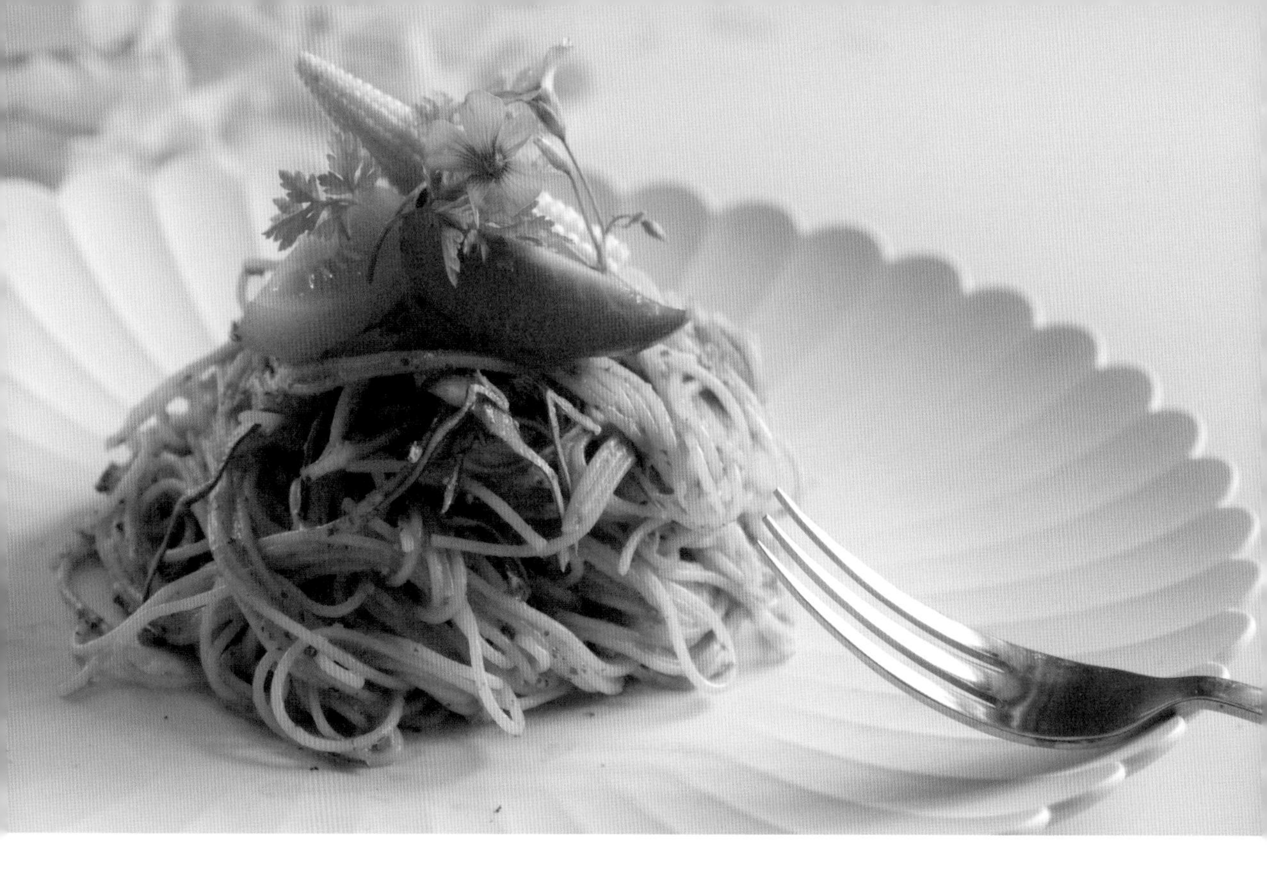

Fermented Oba Genovese Sauce Pasta

発酵大葉ジェノベーゼソースパスタ

大葉は強い抗酸化作用があり、胃腸の調子を整え、アレルギー症状を緩和してくれる食材です。ナッツやオリーブオイルと合わせるとコクが出て、風味豊かなソースになります。大葉のソースは野菜とからめてもおいしいです。

○材料（2人分）

お好みのパスタ麺……160g

A

大葉……20枚
くるみ（ロースト）……30g
ニンニク……1片
松の実……20g
オリーブオイル……100ml
ニュートリショナルイースト……大さじ1（なくても可）
塩……2つまみ

○<トッピング>材料

ヘンプシード……大さじ1（なくても可）
ブラックペッパー……適宜
オリーブオイル……適宜

作り方

1. 大葉を洗い、キッチンペーパーなどで水気を取る。くるみをフライパンで炒る。ニンニクは半分に切り、芽を取る。
2. フードプロセッサーに**A**の材料をすべて入れ、なめらかなペースト状になるまで攪拌する。
3. 鍋にたっぷりの湯を沸かし、湯量の1％の塩を入れて、パスタ麺を茹でる。
4. パスタ麺と**2**と、ヘンプシードを混ぜ合わせ、ブラックペッパーとオリーブオイルをかけたら、できあがり。

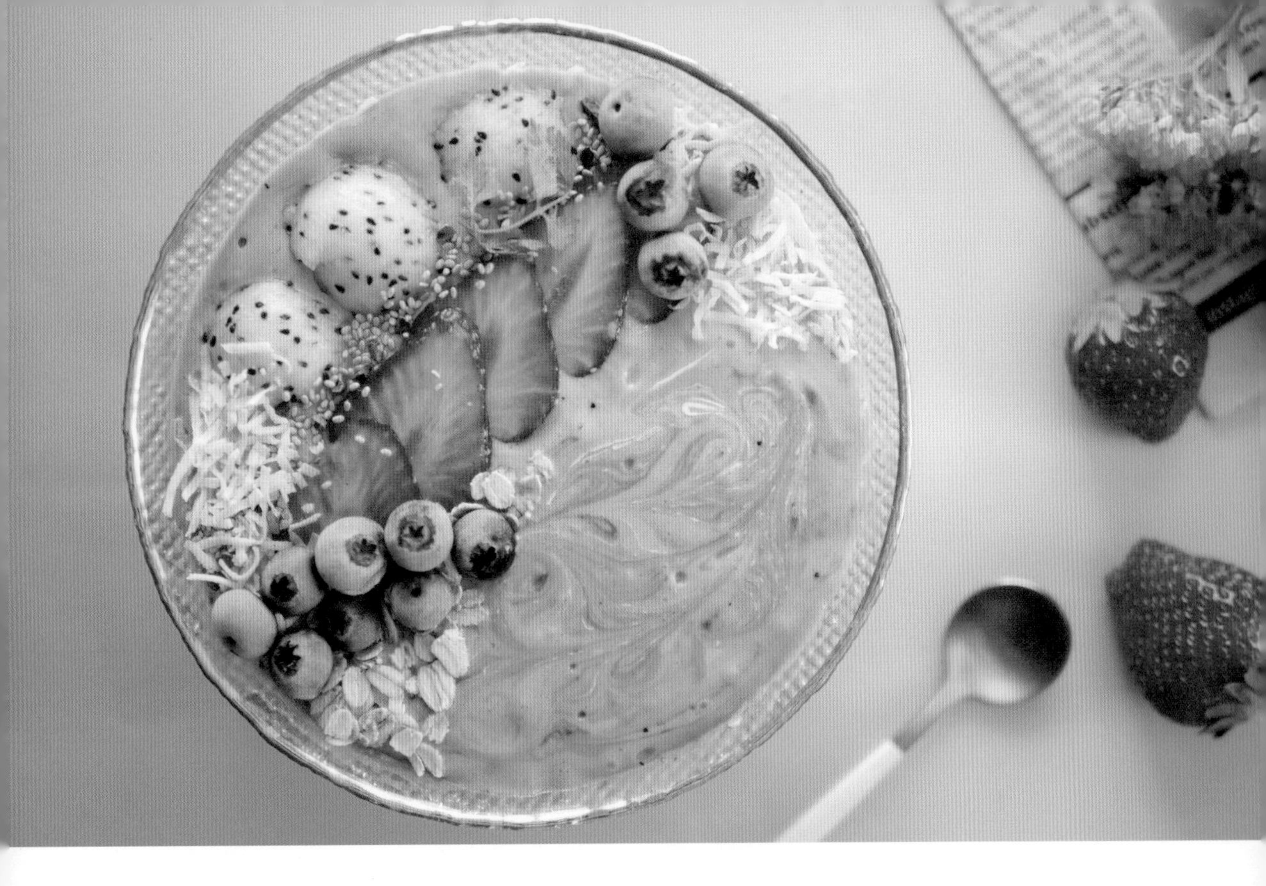

Fermented Unicorn Smoothie Bowl

発酵ユニコーン・スムージーボウル

朝ごはんや小腹がすいたときの軽食に、ぴったりのスムージーボウルです。プラントベースヨーグルトや甘酒などの発酵食品と、フルーツの食物繊維が腸をきれいにしてくれるので、アンチエイジングや美肌にも役立ちます。

○材料（2人分）

<オーシャンヨーグルトスムージー>

アーモンドミルクヨーグルト（105ページ参照）（または豆乳ヨーグルト）……50g
冷凍バナナ……2本（適当に切る）
アボカド……1/4個
ココナッツミルク……75ml
レモン汁……小さじ1
ブルースピルリナ……小さじ1/4

<いちご甘酒ヨーグルトスムージー>

アーモンドヨーグルト（105ページ参照）（または豆乳ヨーグルト）……100g
冷凍バナナ……1本（適当に切る）
いちご……5個
アーモンドミルク……50ml
甘酒……大さじ1〜2
レモン汁……小さじ1

○<トッピング>材料

季節のフルーツ（いちご、バナナ、キウイ、ドラゴンフルーツなど）……適量
チアシード…… 小さじ1（水小さじ4で10分戻す）
オートミール……適宜
カカオニブ……適宜
ココナッツファイン……適宜

1. <オーシャンヨーグルトスムージー>と<いちご甘酒ヨーグルトスムージー>の材料を、それぞれブレンダーに入れてなめらかになるまで攪拌する。
2. **1**を器に入れて「8の字」にマーブルになるように混ぜ合わせ、お好みで季節のフルーツ、チアシード、オートミール、カカオニブ、ココナッツファインをトッピングして、できあがり。

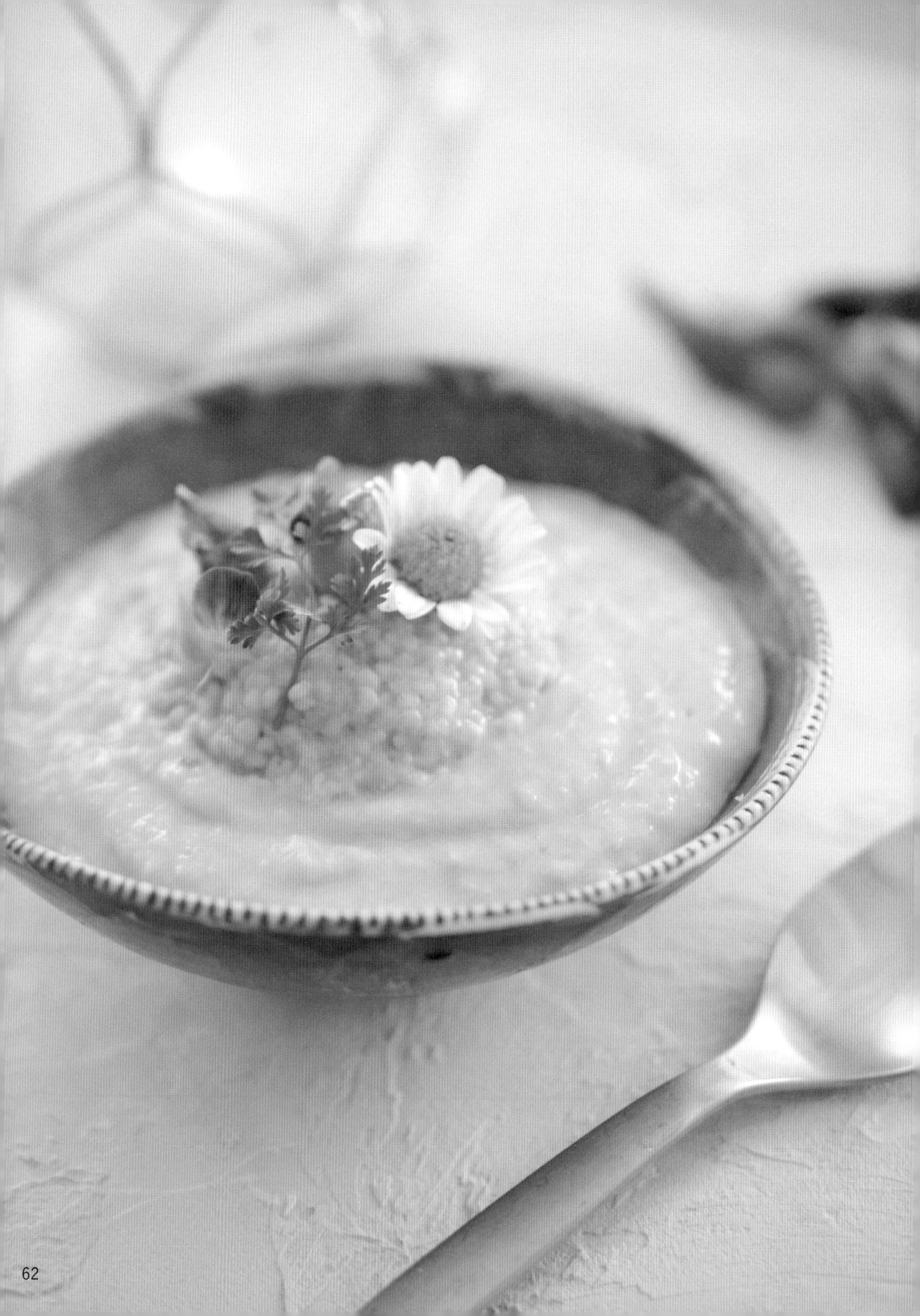

Green Soybean and Amazake Soup with Millet Dumpling

ずんだ甘酒おしるこwithもちきび団子

枝豆は、胃腸を健康にしてからだの余分な水分を排出してくれるため、「脾」や「胃」が弱りやすい長夏におすすめの食材です。もちきび団子のかわりに、白玉団子でもおいしく作れます。

○＜ずんだ甘酒おしるこ＞材料

枝豆……100ｇ（塩茹で）
甘酒（水分の少ないもの）……200ｇ

○＜もちきび団子＞材料

もちきび……60g
水……200ml
メープルシロップ……大さじ1
塩……ひとつまみ
発酵あんこ（109ページ参照）（または下記＜デーツあんこ＞）……適量

○＜トッピング＞材料

蓮の実……適宜
ハトムギ……適宜

作り方

1. ＜トッピング＞で使う蓮の実を、水に30分ほど浸けてから、やわらかくなるまで30分ほど煮る。ハトムギは一晩水に浸け、たっぷりの水を入れた鍋でやわらかくなるまで弱火で1〜2時間ほど煮ておく。
2. ＜ずんだ甘酒おしるこ＞を作る。枝豆を塩茹でする。枝豆の茹で加減はやわらかければよりクリーミーに、硬めだと、より食感の楽しめるクリームになる。
3. 枝豆を鞘から出し、水に浸ける。水の中で枝豆を指でこするようにして甘皮を取る。甘皮は水に浮いてくるので米を研ぐときのように、上水を流せば甘皮も一緒に流れていく。
4. **3**の枝豆と甘酒をフードプロセッサーにかける。
5. ＜もちきび団子＞を作る。発酵あんこ以外の＜もちきび団子＞材料をすべて鍋に入れてふたをし、沸騰したら弱火で15分炊き、2分蒸らす。
6. **5**をすりこぎでついて、濡らしたバットに移し、濡れ布巾をかけて冷ましてから、直径5cmほどに丸める。
7. **6**を平たくして発酵あんこを包んで丸める。
8. **4**で作った＜ずんだ甘酒おしるこ＞と**7**を器に入れ、**1**の蓮の実とハトムギをトッピングして、できあがり。

＼**簡単おすすめ**／

＜デーツあんこ＞の作り方

○材料

小豆……200g
水……600ml
デーツ……150g（刻む）
米飴……70g
塩……ひとつまみ

作り方

1. 小豆を洗う。鍋に水400mlと小豆を入れて中火で沸かし、沸騰したら水200mlを加える。
2. 再沸騰したら弱火にして１時間ほど煮て、ひたひたになるくらいの水を差す。
3. 豆が指でつぶせるくらいやわらかくなったら、刻んだデーツを入れて少し煮て、なじんだら米飴を入れる。さらに好みの固さまで煮て、塩を加える。冷めると固くなるので、仕上がりのイメージより少しやわらかいくらいで火を止める。冷蔵で１週間くらいもつ。

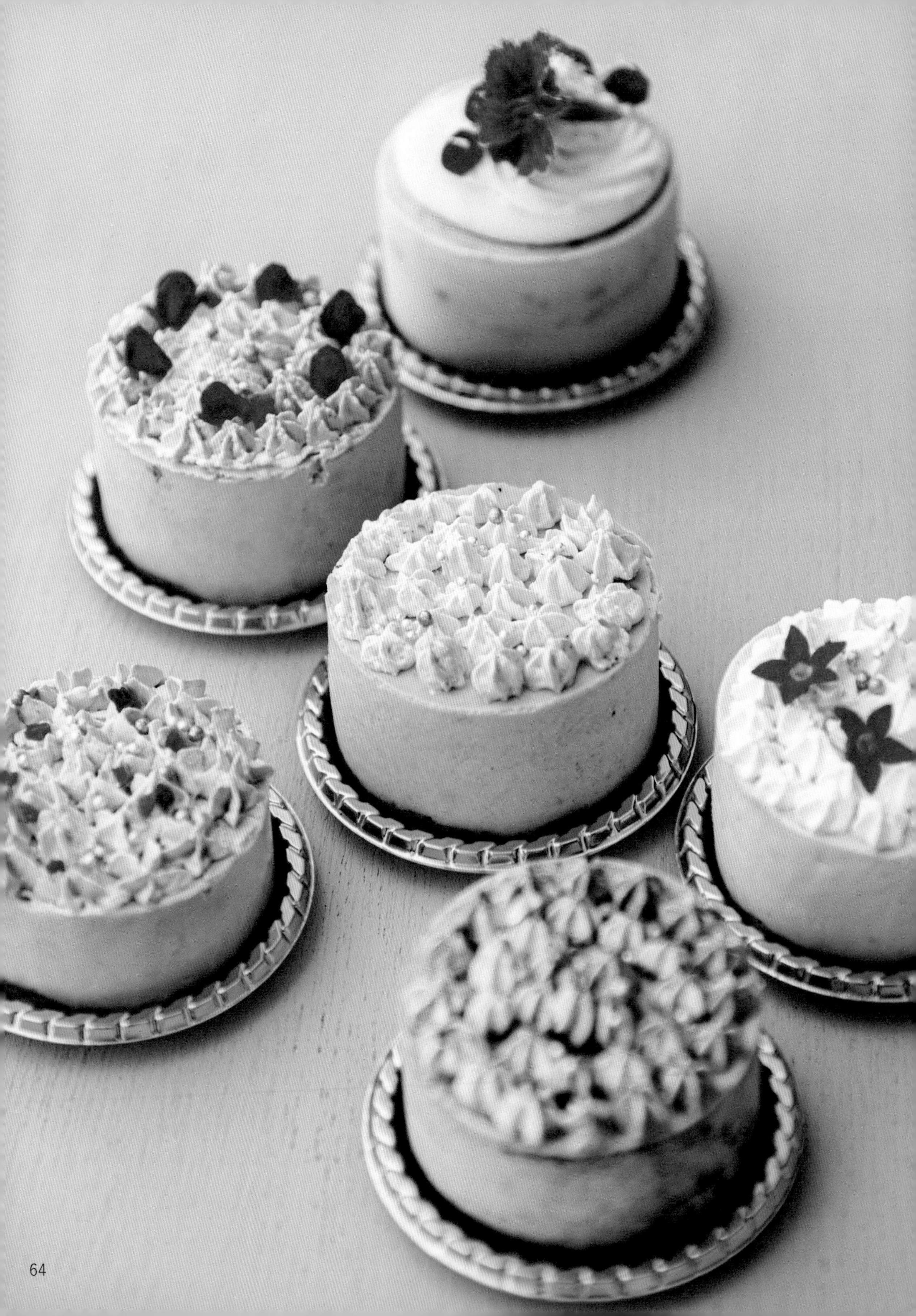

Five colored Raw Mousse Cake

五色のロームースケーキ

陰陽五行の「肝・心・脾・肺・腎」(青・赤・黄・白・黒)に対応した食材や色を使った華やかなケーキ。長夏に甘味を適量とると、「脾」が癒やされます。まずは季節の色や自分の体質にあった色を選んで、1色から作ってみてください。

○<クラスト>材料(直径6.5cmの丸型約2個分)
生くるみ……20g(2〜4時間浸水後乾燥)
生アーモンド……30g(12時間浸水後乾燥)
ピンクソルト……ひとつまみ
デーツ……30g

○<ベース>材料
A(2個分)
生カシューナッツ ……100g(2時間浸水後乾燥)
メープルシロップ……50g
ココナッツオイル(溶かしたもの)……50g
ニュートリショナルイースト……大さじ1/2
バニラエクストラクト……小さじ1
ピンクソルトまたは岩塩……少々
アーモンドミルク(またはお好みのプラントベースミルク)……125g(※赤と黄を作る場合は不使用)

B各色の材料(それぞれ2個分。作る色の材料のみ準備する)
(赤)いちご……125g
(黄)柿……125g
(青)ブルーグリーンアルジー……小さじ1/2
(白)ココナッツミルクパウダー……小さじ1

C(黒2個分)
生カシューナッツ……140g(2時間浸水後乾燥)
ローカカオバター(またはココナッツオイル)……70g
デーツシロップ(またはメープルシロップ)……70g
水……100ml
ローカカオパウダー……25g
麻炭パウダー……小さじ1/2
バニラエクストラクト……小さじ1
ピンクソルト……ひとつまみ

作り方
(赤)または(黄)のケーキ
1. <クラスト>を作る。<クラスト>材料のデーツ以外の材料をフードプロセッサーで攪拌する。
2. デーツを少しずつ**1**に投入し、均一になじむまで攪拌する。
3. **2**で作った<クラスト>を2等分して、2つの型の一番下に詰める。
4. <ベース>材料**A**のアーモンドミルクを除く材料をブレンダーでなめらかになるまで攪拌する。
5. **4**に**B**[(赤)のケーキの場合はいちごを、(黄)のケーキの場合は柿]を加えて、ブレンダーで混ぜ合わせる。
6. **3**の上に、**5**で作った<ベース>を入れ、6時間以上冷凍し、食べるときは冷蔵庫で解凍する。

(青)または(白)のケーキ
1. (赤)または(黄)のケーキの**1〜3**と同じように<クラスト>を作る。
2. <ベース>材料**A**のアーモンドミルクを含む材料をすべてブレンダーで攪拌する。
3. **2**に、**B**[(青)のケーキの場合はブルーグリーンアルジーを、(白)のケーキの場合はココナッツパウダー]を加えて、ブレンダーで混ぜ合わせる。
4. **1**の上に、**3**で作った<ベース>を入れて6時間以上冷凍し、食べるときは冷蔵庫で解凍する。

(黒)のケーキ
1. (赤)または(黄)のケーキの**1〜3**と同じように<クラスト>を作る。
2. <ベース>材料**C**のすべてをブレンダーでなめらかになるまで攪拌し、**1**の上に入れて6時間以上冷凍し、食べるときは冷蔵庫で解凍する。

\column 2/

アレルギーやアトピーの原因とは？

アレルギー、アトピーの人が控えた方がよい6つのもの

アレルギーやアトピー性皮膚炎は皮膚の病気ではなく内臓、とくに腸の病気といわれています。「皮膚は内臓の鏡」といわれるように、皮膚は腸壁の状態を表しています。

アトピーの人は体質的に腸が弱く、ただれていると考えられます。胃腸の働きが弱まって、とくに腸壁が薄くなってくると、そこから毒が漏れ出して「腸もれ」「リーキーガット症候群」の状態になります。すると腸から漏れ出した毒が体中を回り、皮膚から排出されると皮膚炎を起こしてアトピーや乾癬となって現れるのです。

それを防ぐには、腸壁を厚くし、整えることが大切です。私の経験をもとに、アレルギーやアトピーの方が腸壁を整えるために控えたほうがいいものを、以下にまとめました。

1. ナス科の野菜、レクチン、サポニン

ナス科の野菜（トマト、ナス、じゃがいも、タバコ、ピーマン、唐辛子、胡椒、パプリカなど）には、リーキーガット症候群を引き起こす作用があるレクチンやサポニンが多く含まれています。ナス科の野菜のレクチンは熱に強く、消化しにくく、腸壁の細胞にくっつきやすいとわれています。

2. 甘味料

白砂糖などの甘味料は、腸内の善玉菌を破壊して腸内環境を悪化させ、痒みのもとになるヒスタミンを発生させてしまいます。

3. オメガ6系の油

大豆油や菜種油といったオメガ6系脂肪酸が主成分となるの油には、リノール酸が多く含まれています。リノール酸は必須脂肪酸ですが、とり過ぎると免疫細胞が働きにくくなり、アトピーや花粉症などのアレルギー性炎症疾患を引き起こすといわれています。

4. グルテン

グルテンは人間には消化しにくいため、未消化のまま腸へたどりつき、腸に炎症を起こします。グルテンが小腸の絨毛にからんで粘膜を傷つけ、リーキーガット症候群になるといわれています。

5. 香辛料、カフェイン、アルコール

カフェインやアルコールは、体内で痒みを引き起こすヒスタミンを放出する働きがあります。

6. 食品添加物や農薬

農薬を使っている野菜は野菜洗剤で洗うことをおすすめします。とくにフルーツは農薬をたくさん使っているため、なるべく有機や自然栽培のものを選んでください。

秋

Harvest

肺

夏の暑さも少しずつ和らぎ、太陽の光もやさしくなってくる秋。自然界では冬の準備がはじまり、葉っぱや大地も黄金色に移り変わって、収穫の時期を迎えます。秋は空気が乾燥し、「肺」を傷めやすいので、肺気を整えましょう。ここでは、秋のすごし方と食べ方、レシピをご紹介します。「肺・大腸タイプ」（14、15ページ参照）の方は、季節を問わず秋のからだの傾向にあるため、秋のからだの変化や過ごし方や食べ方を参考に生活してみてください。

秋のからだ・過ごし方

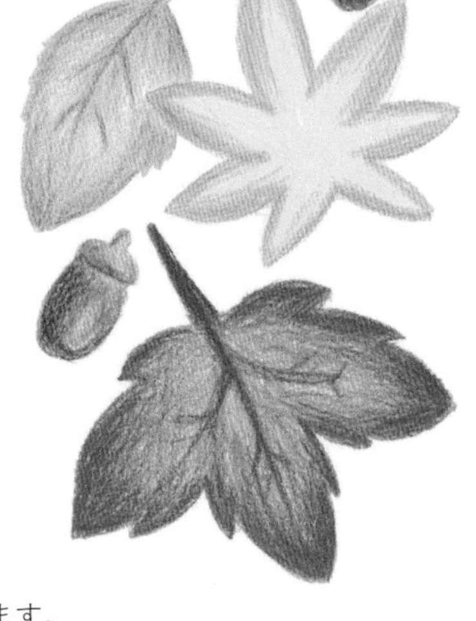

早寝早起きで「肺」を養おう

秋は、「五臓」のうち「肺」の機能が盛んになります。夏の暑さが和らぎ涼しくなってくると、だんだん空気が乾燥し、清涼になってきます。秋に気をつけなければならないのは、大気の乾燥です。

中医学では、秋の乾燥による障害を「燥邪(そうじゃ)」と呼びますが、この影響を受けやすいのが、「五臓」の「肺」です。「肺」はデリケートで、潤いを好み、乾燥を最も苦手とします。秋になると、咳や喘息、胸の痛みなどの症状が起こりやすくなるのは、このためです。

秋は枯葉が落ち、なんとなく寂しい気分になりやすい時期でもあります。できるだけ楽しい気持ちで心を安定させ、養生して過ごすことが大切です。散歩や軽いスポーツなどでからだを少し動かすと、よい気分転換になります。秋は「鶏のように早く寝て、早く起きるとよい」ともいわれています。鶏のように日が暮れたら休み、朝日がのぼるとともに活動して、「肺」を養いましょう。

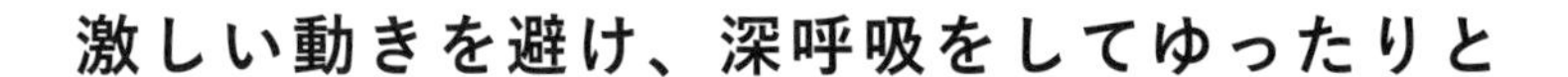

激しい動きを避け、深呼吸をしてゆったりと

大気が落ち着いてくる秋には、動き回らず、落ち着いたリズムで過ごしましょう。秋はとくに空気が乾燥して「肺」が弱まりやすいため、ヨガなどでゆっくりからだを動かしながら深呼吸を行い、「肺」に気を使ってあげると快適に過ごしやすくなります。運動に適した時期ですが、過度に行うと「気」を消耗して冬に不調が現れるため、運動は翌日に疲れが残らない程度にしておきましょう。

また、「肺」とアレルギーは関係が深いといわれています。アレルギー疾患の一つであるアトピー性皮膚炎の痒みは簡単に止められるものではありません。そんなつらい痒みにおすすめのツボは「裏内庭(うらないてい)」です。食あたりの特効穴としても知られ、アレルギーやアトピーに目覚ましい効果があるとされています。「裏内庭」は足の人差し指の裏側、付け根のシワから1センチメートルほどの足裏にあります。痒みがあるときは、そこにお灸をしたり、ほぐすようにもんでみたりしてください。

秋の食べ方

「肺」を守る白い食材と辛味を積極的に！

「肺」を健やかに保つためには、「肺」の機能を補い、大気の乾燥から守り、潤してくれる食材である、豆腐やゆり根、大根などの白い食材を食べましょう。「肺」を癒やし、「肺」の弱まりからくる咳や喘息、便秘、乾燥肌などを防いでくれます。

燥邪による症状を未然に防ぎ、五味のなかで「肺」「大腸」に作用するのがみょうがやねぎなどの辛味の食材です。辛味の食材は、大気の乾燥や気温の低下で働きの弱まった「肺」や呼吸器の負担を軽減し、からだを温めて余分な水分や滞った「気」を流し、発汗を助け、「気」や「血」の巡りを活発にし、体内にこもりがちな熱や湿気を発散させる働きもあります。

「肺」の働きを整えることは、風邪予防にもなります。初秋の残暑と晩秋の寒気、そして大気の乾燥から、「肺」は乾き津液不足となって、空咳や、喉や皮膚の乾燥と痒みの症状が起こりやすくなります。秋の養生は、大気の乾燥からからだを守り、冬に備えて免疫力を高めることが第一です。

秋の食材　秋におすすめの食材 14 種類をご紹介します。

※熱性・温性はからだを温める性質、寒性・涼性はからだを冷やす性質、平性はそのどちらでもないことを表しています(13ページ参照)。

杏仁(あんにん)

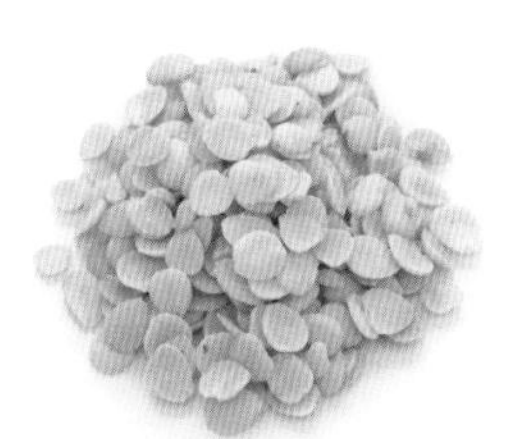

温性　**甘味(旬:6～7月　肺・大腸に効果あり)**

咳を鎮め、肌や腸を潤す作用が期待できます。杏仁は果実から取り出した種子で、木の種類により、甘味と苦味に分かれます。薬膳でよく使われるのは甘杏仁を粉状にした杏仁霜で、苦杏仁は漢方治療に用いられ、咳や喘息、血圧降下などの薬効があるといわれています。

いちじく

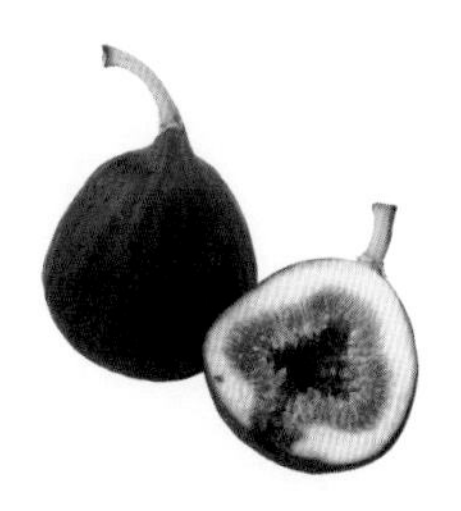

平性　**甘味(旬:7～10月　胃・肺・大腸に効果あり)**

からだを潤す性質をもっているため、口が渇きやすい方や乾燥肌の方におすすめ。食物繊維が豊富で整腸作用があるため、昔から痔の特効薬としても使われています。成分として含まれるイチジク多糖が免疫力アップに有効とされているため、風邪予防にもよいでしょう。

秋の食材

柿

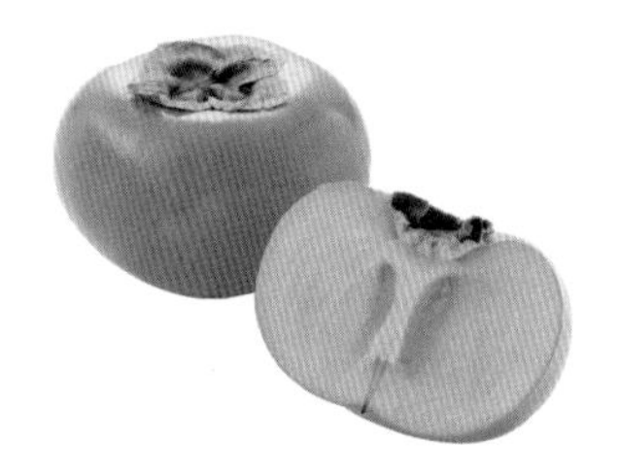

寒性 甘味(旬:9〜11月　心・肺・大腸に効果あり)

熱を取り、喉を潤し、利尿作用があります。渋味のもとであるタンニンには、下痢を緩和する働きがありますが、とり過ぎると便秘になることも。発がん抑制作用のある色素成分β-クリプトキサンチンや、ビタミンCも多く含まれ、免疫力にも作用します。

ゴボウ

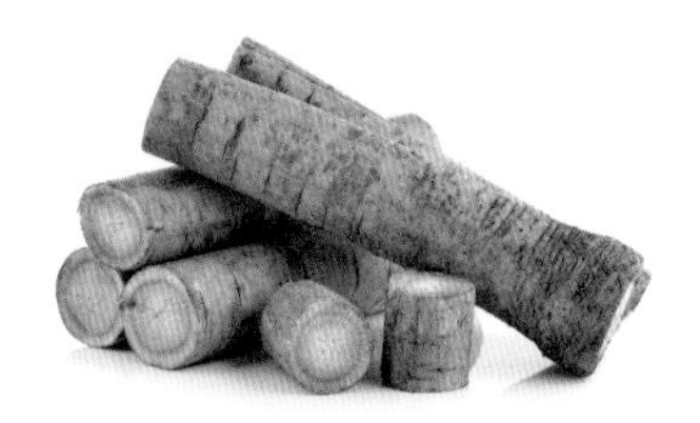

寒性 苦味・辛味(旬:11〜1月、4〜5月　胃・肺に効果あり)

中国では古くから薬として用いられ、種は牛蒡子(ごぼうし)と呼ばれ、喉の痛みの治療薬として使われてきました。ゴボウは食物繊維が豊富でデトックス作用に優れ、抗がん作用や風邪の予防が期待できます。腸を潤す作用のあるごまと一緒に食べると、便通を促してくれます。

里芋

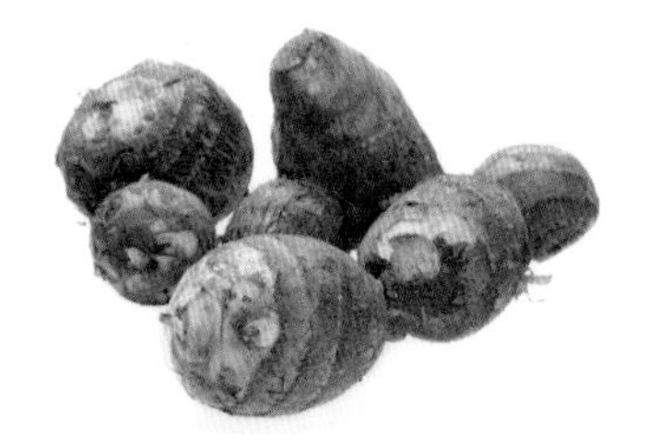

平性 甘味・辛味(旬:9〜11月　胃・大腸に効果あり)

里芋に含まれるぬめり成分ムチンには、「肝」の機能を高める働きがあり、動脈硬化や脂質異常症の改善に有効といわれています。食物繊維が豊富で、腸内の老廃物の排出を助けます。とくにごまと一緒にとることで消化を助けて便通をよくする作用が期待できます。

スベリヒユ

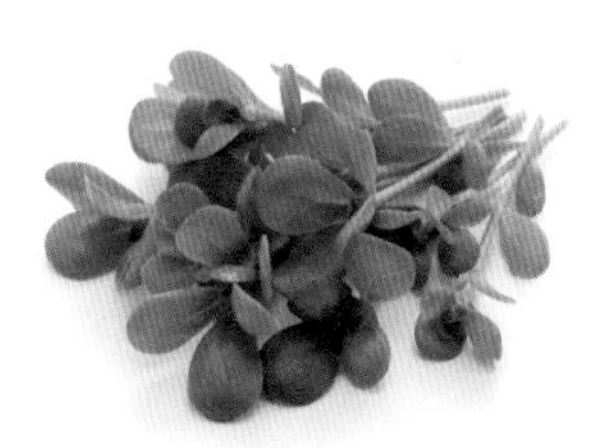

寒性 酸味(旬:7〜9月　肝・大腸に効果あり)

肝機能を高めるグルタチオンや、オメガ3系脂肪酸含有量が豊富な雑草です。利尿作用、消炎作用、抗菌作用、解毒作用、デトックス効果が抜群。抗炎症作用もあるためアレルギーの方にもよいとされています。常用する場合、乾燥状態では9〜15g、生では30〜60gが目安です。

大根

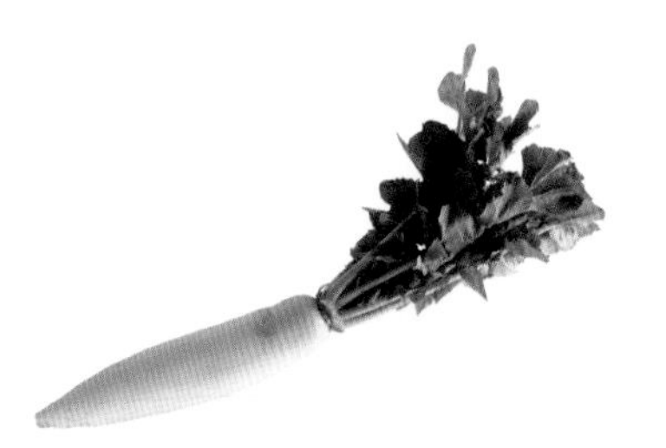

涼性 甘味・辛味(旬:11〜3月、7〜8月　胃・肺に効果あり)

消化酵素のアミラーゼを豊富に含み、胃腸の調子を整える作用が期待できます。熱を冷まし、「肺」を潤す作用があり、体内の余分な熱を取り、炎症を鎮め、咳を改善する効果も。カリウムを多く含み、利尿作用があるため、むくみが気になる方にもよいとされます。

玉ねぎ

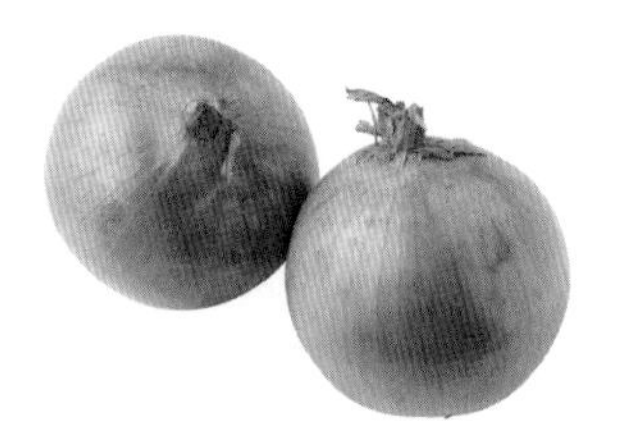

温性 甘味・辛味
(旬:4〜5月、9〜11月　心・脾・胃・肺に効果あり)

血流をよくしてからだを温める作用があります。中国では、胃腸を整えるための民間薬として用いられてきました。特有の辛味は硫化アリルという成分で、新陳代謝を活発にする作用があります。

梨

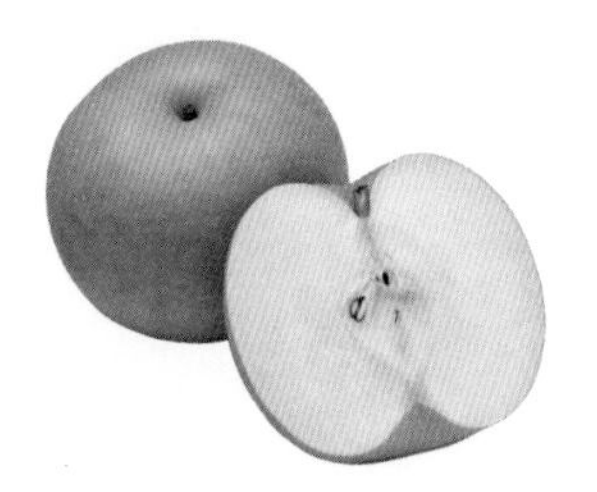

涼性　酸味・甘味(旬:8〜10月　胃・肺に効果あり)

薬膳では、熱を下げて炎症を抑える働きがあるとされます。喉や口の渇きを癒やし、喉の痛みや咳の出るときにおすすめです。また、よく痰の出る方は、熱が痰をねばつかせてしまっているので、生の梨を毎日1/4~1/2個食べると、熱が取れて痰が出にくくなるといわれています。

葡萄

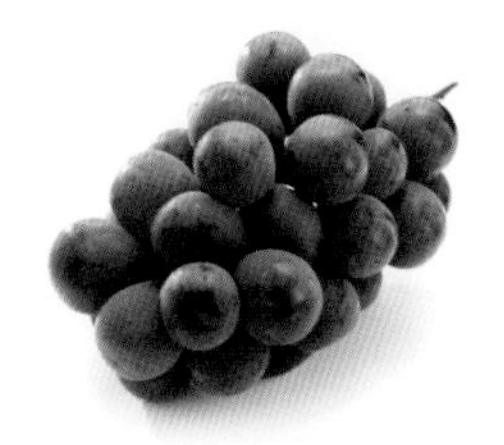

平性　酸味・甘味(旬:8〜10月　脾・肺・腎に効果あり)

「気」と「血」を養う性質があります。水分の代謝を促し、喉の渇きを癒やし、余分な水分を排出してむくみを取る働きも。葡萄の皮に含まれるタンニンは、抗酸化作用や抗菌作用があり、葡萄の種の油にはコレステロール値を下げる働きがあるといわれています。

みょうが

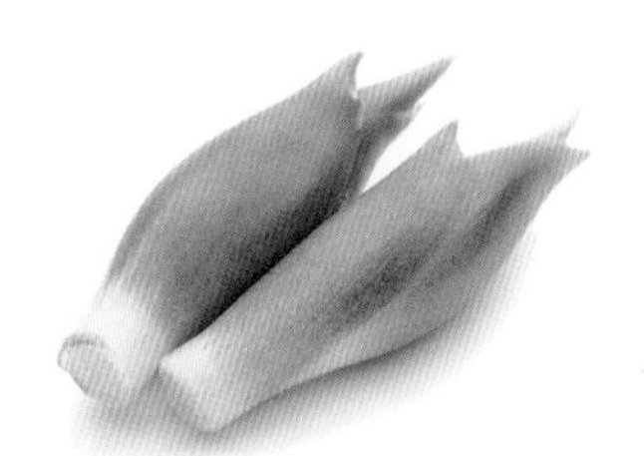

温性　辛味(旬:6〜10月　肺・大腸・膀胱に効果あり)

薬膳では、生理不順や生理痛、解毒作用にも優れているとされ、口内炎や風邪予防にもよい食材です。体内の余分な塩分を排出するカリウムを多く含むため、高血圧予防にも有効です。咳や痰が出る方、おなかが張って苦しい方、冷え性の方におすすめです。

桃

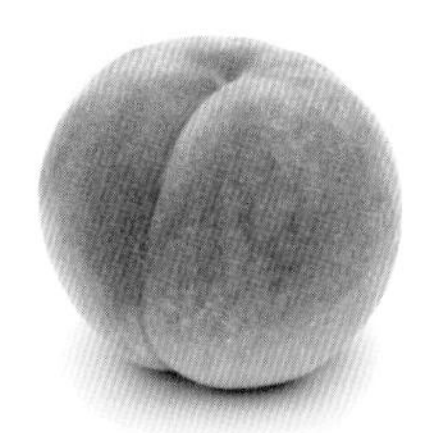

温性　甘味・酸味(旬:7〜9月　肝・胃・肺・大腸に効果あり)

古代中国では、桃は「長生果」「仙桃」と呼ばれており、長寿に効果がある果物とされていました。桃は整腸作用があり、腸やからだを潤し、血液の巡りをよくします。桃の種は、「血」の巡りをよくする生薬としても使われ、桃の葉は、皮膚病の薬にもなるといわれています。

羅漢化(ラカンカ)

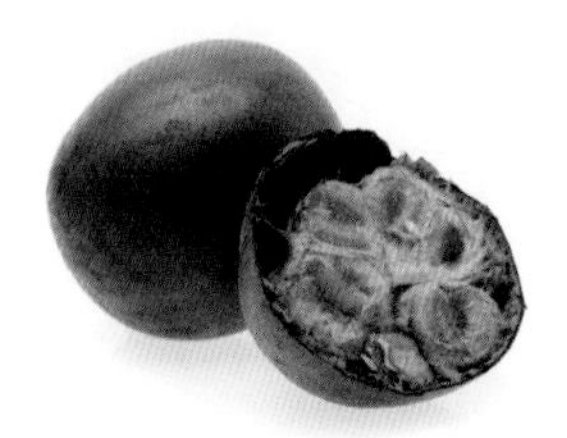

涼性　甘味(旬:9〜11月　脾・肺に効果あり)

ウリ科の植物で、甘味成分であるモグロサイドには砂糖の300倍の甘味があります。抗酸化作用が強く、からだを酸化から守る働きがあります。「肺」の熱を冷ますため、百日咳や喉の痛みがあるときによく使われます。体内の水分を増やして乾きを改善するなどの作用も期待できます。

レンコン

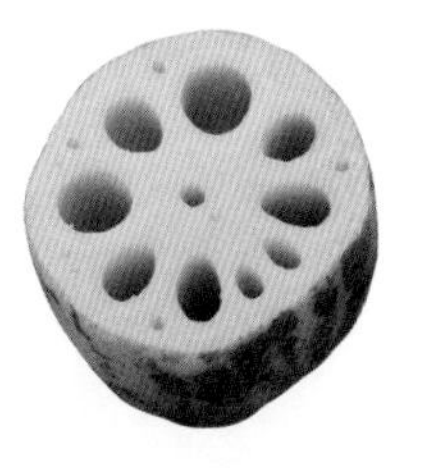

寒性　甘味 (旬:11〜3月　心・脾・胃に効果あり)

からだの余分な熱を冷まし、からだを潤して「血」を巡らせ、「肺」の働きを整える作用があります。皮ごとすりおろした汁は、昔から咳や喉の痛みなどによいとされ、民間療法に使われてきました。

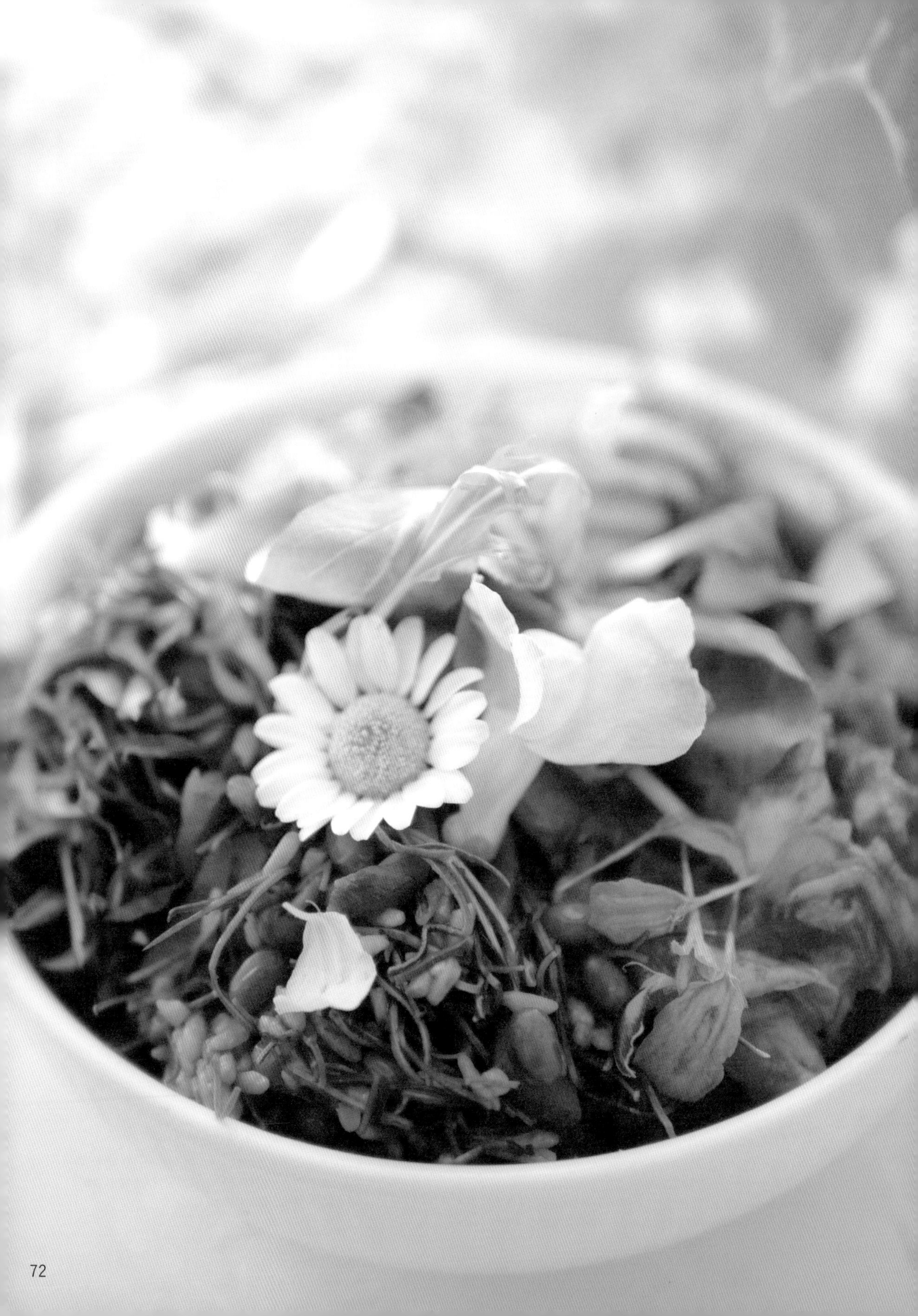

Fermented Buddha Bowl

発酵ブッダボウル

花粉症など、アレルギーによいオメガ3系脂肪酸の油や、腸内環境を整える発酵食品や「スベリヒユ」を使って作ります。スベリヒユは、抗炎症作用や免疫力アップも期待でき、アトピーやアレルギーの方にとくにおすすめの食材です。

○材料（1人分）

酵素玄米ごはん（またはお好きなごはん）……1膳

A

- キムチ……40g
- 納豆麹（107ページ参照）……40g
- 紫キャベツクラウト（108ページ参照）……50g
- 大葉醤油麹漬け（107ページ参照）……2枚（細かく刻む）
- アボカド……1/2個（横に薄切り）
- 甘酒オニオンソース（103ページ参照）……適量
- ベジマヨネーズ（101ページ参照）……適量

○〈オクラとスベリヒユのなめろう風〉材料

オクラ……1本
スベリヒユ……10g
大葉……1枚
玉ねぎ大葉麹（106ページ参照）（または塩麹）……小さじ1
エゴマ油……小さじ1
麻の美ナッツ……大さじ1（なくても可）

○<アボカドクリーム>材料

アボカド……1/2個
タヒニ……大さじ1と1/3
アーモンドミルク……50ml
醤油麹（106ページ参照）……小さじ2

作り方

1. <オクラとスベリヒユのなめろう風>を作る。オクラ、スベリヒユ、大葉を合わせて、粘りが出るまでみじん切りにする。
2. **1**に玉ねぎ大葉麹とエゴマ油、麻の実ナッツを混ぜ合わせる。
3. <アボカドクリーム>を作る。アボカドを1cmの角切りにする。
4. タヒニ、アーモンドミルク、醤油麹を混ぜ合わせ、アボカドと合わせる。
5. 酵素玄米ごはんを器に盛り付け、その上に**A**と**2**、**4**を盛り付けて、できあがり。

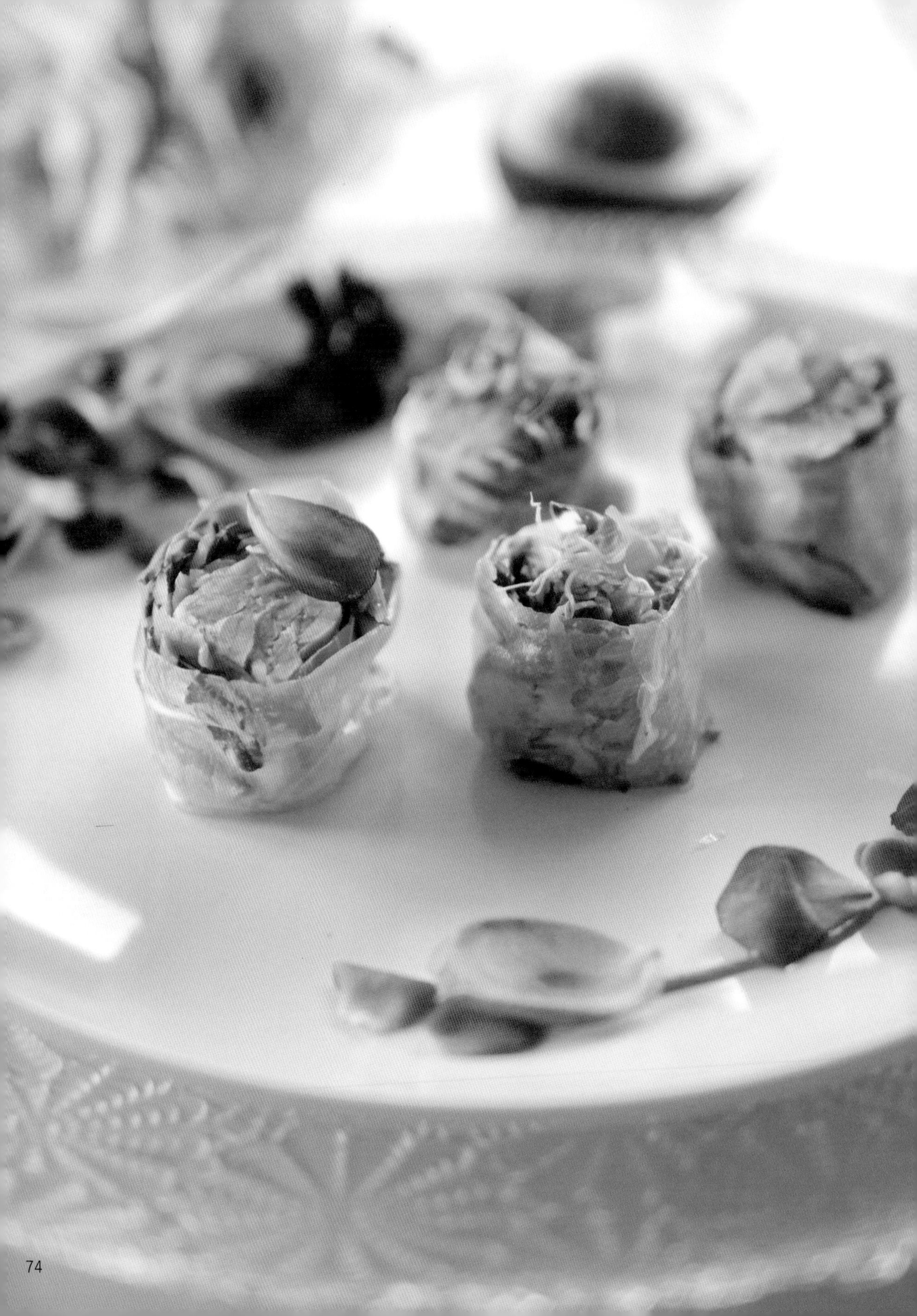

Teriyaki Tempeh and Avocado Spring Rolls

照り焼きテンペとアボカドの生春巻き

テンペは油との相性がよく、揚げるとおいしくなります。照り焼きテンペとアボカドは相性抜群で、甘酒オニオンソースも加えると絶妙なハーモニーに。みんなで一緒に、生春巻きを巻くのを楽しんで！

○材料（2本分）

テンペ……1枚（4等分に切る）
揚げ油……適量
ライスペーパー……2枚
大葉麹醤油漬け（107ページ参照）（または大葉）……4枚
アボカド……1/2個（薄切り）
紫キャベツ……適量（千切り）
パクチー……適宜
甘酒オニオンソース（103ページ参照）……適量

A（照り焼きのタレ）

みりん……大さじ2
醤油……大さじ1
酒……大さじ1
マスタード……小さじ1/2

作り方

1. テンペを180度の油で素揚げして油を切る。
2. **A**をマスタードが溶けるまでよく混ぜ合わせる。
3. **2**をフライパンで中強火で煮詰め、泡が大きくなったら**1**のテンペを加えて照りが出るまで煮からめる。
4. ライスペーパーを水にサッとくぐらせる。
5. **4**の上に大葉醤油麹漬けを2枚のせ、その上にアボカド、テンペの照り焼き（2切れ）、紫キャベツ、パクチーの順でのせて、最後に甘酒オニオンソースをかけ、ライスペーパーで巻いて完成。

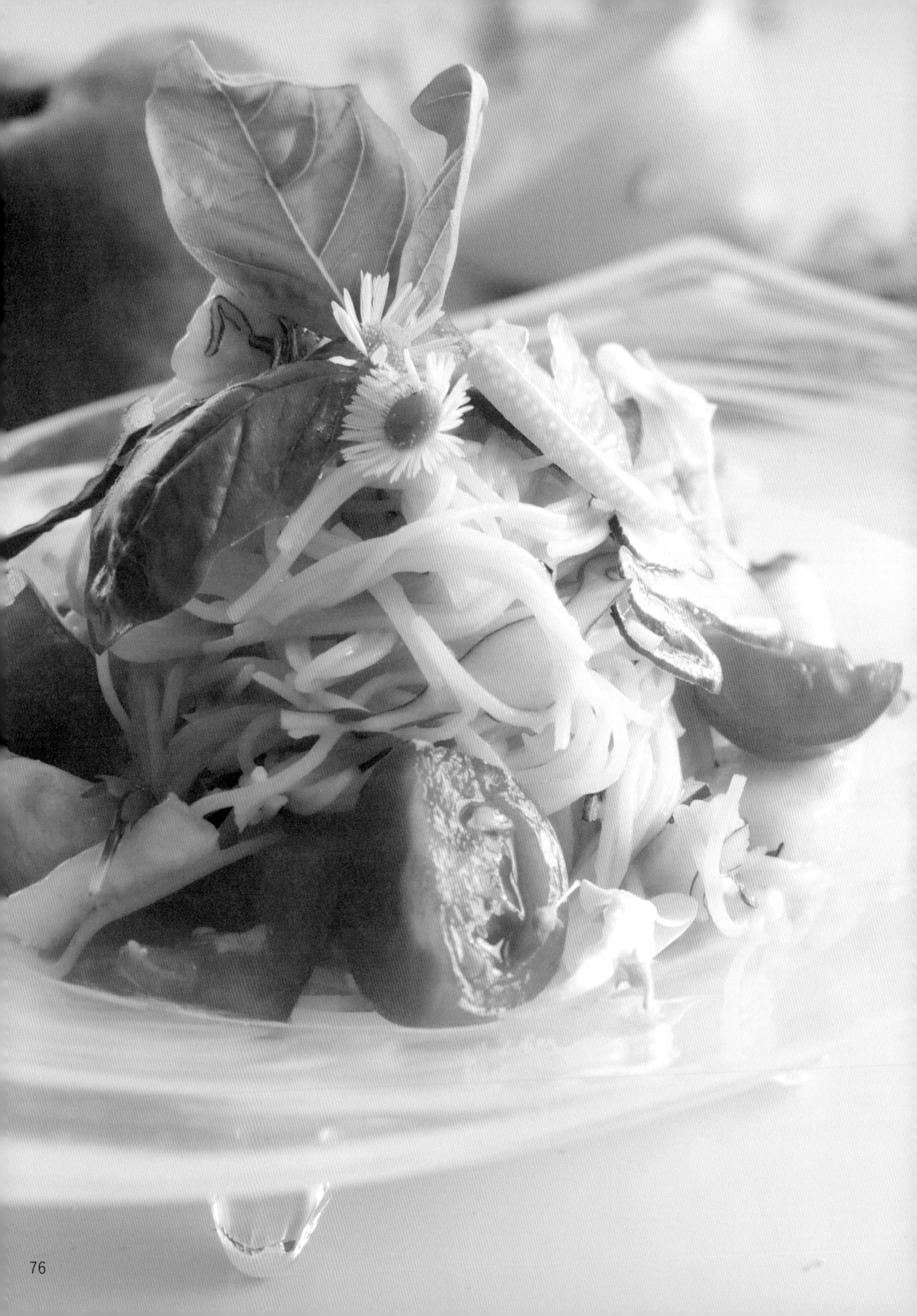

Cold Pasta with Peaches, Tomatoes and Basil

桃とトマトとバジルの冷製パスタ

腸を潤し、美肌効果もある桃を使った、冷製パスタはいかがでしょうか？　意外かもしれませんが、桃の甘味と、バジルやレモンの酸味が合わさると、おいしいハーモニーを奏でます。

○材料（2人分）

トマト……1個
桃（完熟）……大1個
レモン……1個
オリーブオイル……適量
バジル……10枚
細めのパスタ麺……160g
ミニトマト……6個（4つ切り）
ブラックペッパー……少々

A（ドレッシング用）

オリーブオイル……大さじ3
ニンニク（すりおろし）……小さじ1/2
岩塩……適量
塩麹……小さじ1

作り方

1. トマトの半分は1cmの角切りにする。残り半分はトッピング用にスライスする。
2. 桃の半分は1cmの角切りにし、半分はトッピング用にくし形切りにする。
3. お皿にトッピング用の桃とトマトを並べてレモン汁（1/2個分）を絞り、オリーブオイルを回しかけて冷蔵庫で冷やしておく。レモンの残り半分はトッピング用として輪切りにしておく。
4. ボウルに**A**を入れてドレッシングを作り、角切りにしたトマトと桃、ざく切りにしたバジルをあえて冷蔵庫で冷やしておく。
5. パスタを茹でたら流水でぬめりと粗熱を取り、氷水に浸けてざるにあげ、水を切る。
6. **4**にパスタを入れて和え、ミニトマトを混ぜる。
7. **6**を器に盛って、**3**のトッピング用のトマトと桃、レモンのせる。お好みでブラックペッパーをかけて、できあがり。

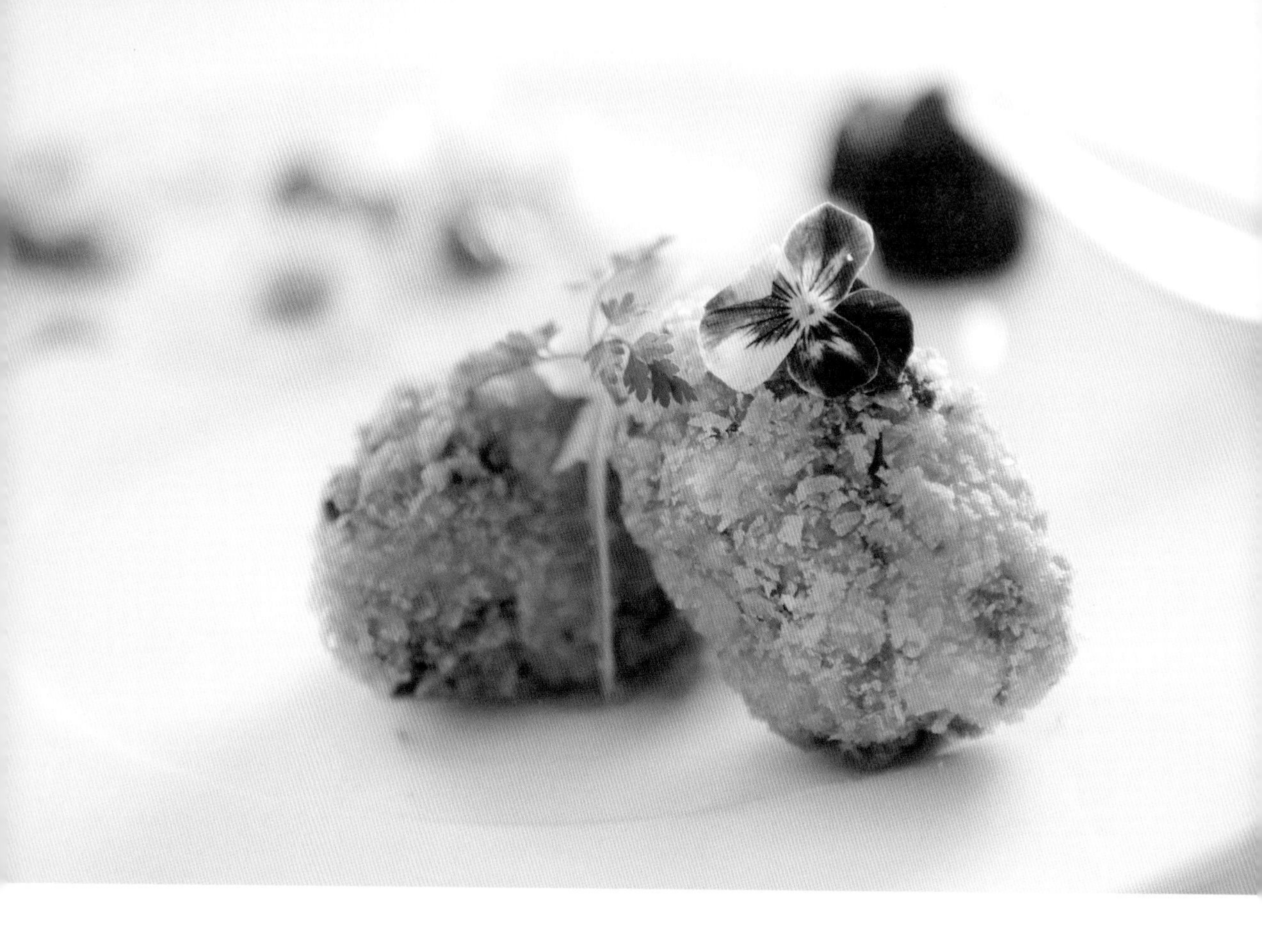

Vegan Fried Oyster

ヴィーガン カキフライ

里芋のぬめりは、胃腸の働きを整え、咳や痰にもよいとされています。クリーミーな里芋と海藻類を合わせると、カキフライのような味になります。里芋はからだを温めるので、肌寒くなる秋にぴったりのおかずです。

○材料（4個分）
里芋……200ｇ
わかめ（水で戻したもの）……60ｇ
あおさ海苔（乾燥）……5ｇ
青海苔……大さじ1/2
塩……小さじ1/8
米粉（または薄力粉）……適量
パン粉……適量
揚げ油……適量

作り方

1. 里芋はよく洗い、皮付きのまま塩少々（分量外）を加えて茹でる。竹串がすっと通るようになったらザルにあげ、皮をむく。熱いうちに、マッシャーかすりごきで、細かくつぶす。
2. わかめは粗く刻む。
3. 里芋にわかめ、あおさ海苔、青海苔、塩を加え、よく混ぜ合わせる。
4. **3**のたねを4等分に分けて俵型に形づくる。
5. **4**に水溶き米粉（米粉2：水1の割合で混ぜたもの）を付けてから、パン粉をしっかり付ける。
6. **5**を180度の揚げ油できつね色に揚げて、できあがり。

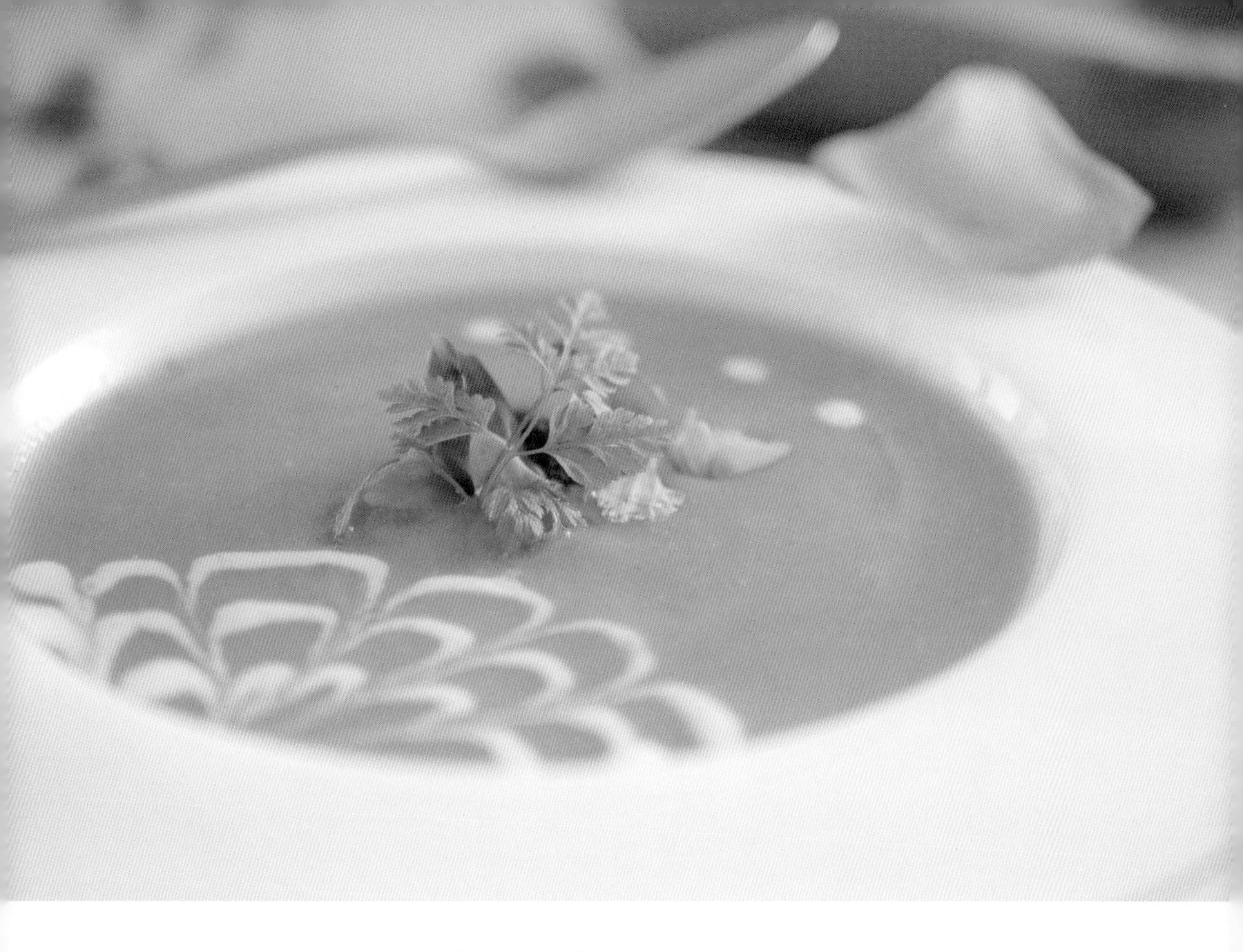

Butternut Squash Potage with Coconut Milk

バターナッツかぼちゃのココナッツミルクポタージュ

バターナッツかぼちゃで作るとクリーミーで、濃厚な味に。かぼちゃは、からだを温め、疲労回復に役立ちます。様々なビタミンを豊富に含み、美肌作りや生活習慣病の予防、風邪予防にも効果的です。

○材料（4人分）

バターナッツかぼちゃ（または、かぼちゃ）……250g
玉ねぎ……1/2個
ローリエ……1枚
タイム（生）……小さじ1
だし汁……200ml
野菜ブイヨン（顆粒）……大さじ1
白味噌……小さじ1
酒粕……大さじ1
ココナッツミルク……100ml
塩……少々
ブラックペッパー……少々

作り方

1. バターナッツかぼちゃは縦半分に切り、種とワタを取り、1cmの厚さに切り、さらに一口大に切る。玉ねぎは薄切りにする。
2. 鍋にバターナッツかぼちゃ、玉ねぎ、ローリエ、タイム、だし汁、野菜ブイヨンを入れ、野菜がやわらかくなるまで、ふたをして10〜15分ほど煮る。
3. 鍋からローリエを取り除いたものを、白味噌、酒粕、ココナッツミルクと合わせてブレンダーに入れ、なめらかになるまで攪拌する。
4. **3**を鍋に戻し、混ぜながら温めて、塩とブラックペッパーで味付けをしたら完成。

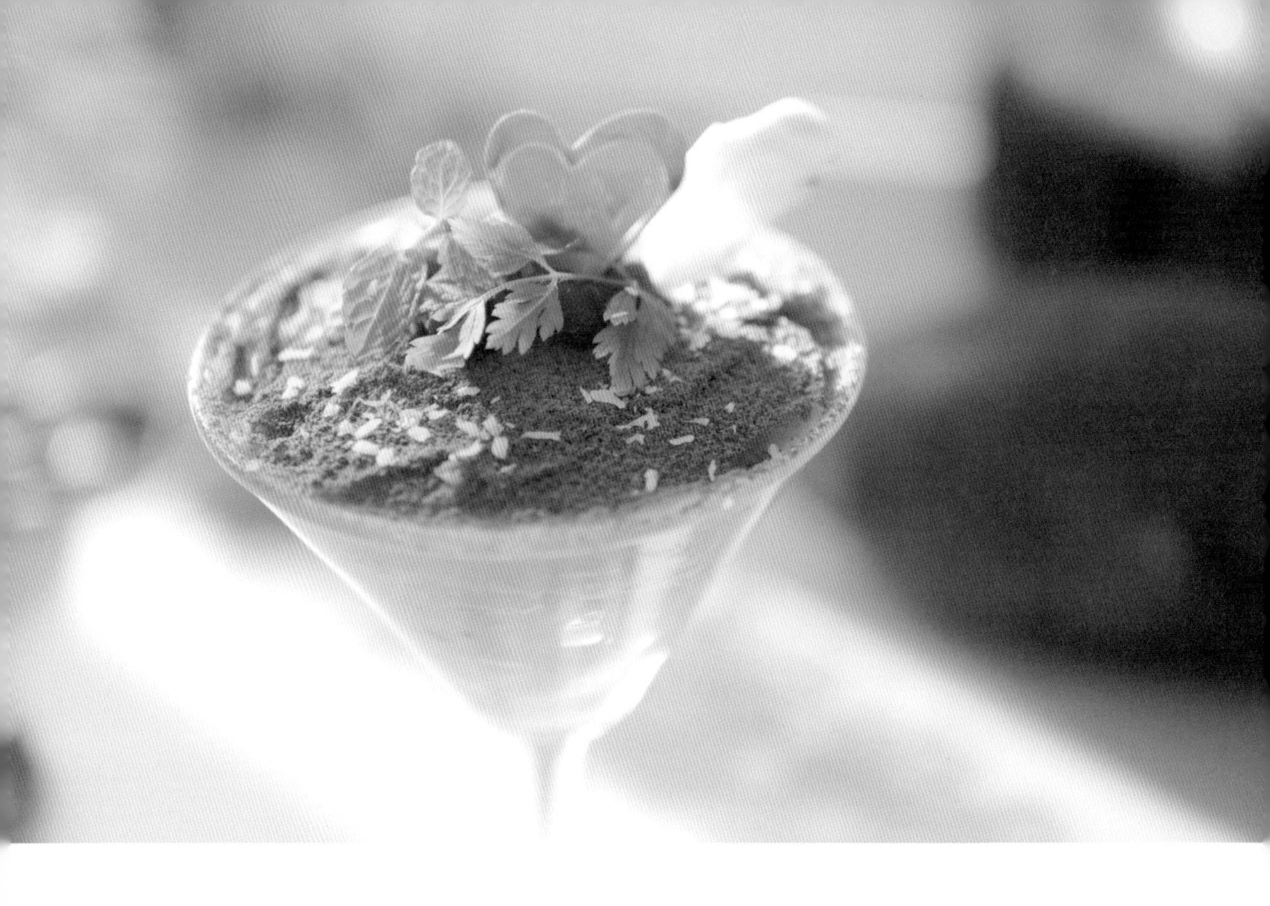

Amazake Sweet Potato Mousse

甘酒さつまいもムース

さつまいもやシナモンには、胃を温め、血行をよくする作用があるため、胃の働きが弱い方や冷え性の方におすすめのスイーツです。さつまいもの食物繊維と甘酒の組み合わせで、腸内環境美化にも役立ちます。

○材料（4人分）

さつまいも……200g
プラントベースミルク……50g
ココナッツクリーム（またはココナッツミルク）……20g
甘酒……30g
シナモン……小さじ1/2
カカオパウダー……適量

作り方

1. さつまいもの皮をむき、15~20分ほど蒸す。
2. フードプロセッサーにさつまいも、プラントベースミルク、ココナッツクリーム、甘酒、シナモンを入れて攪拌する。
3. **2**がペースト状になったら、裏ごしをして器に盛り、カカオパウダーをかけて、できあがり。

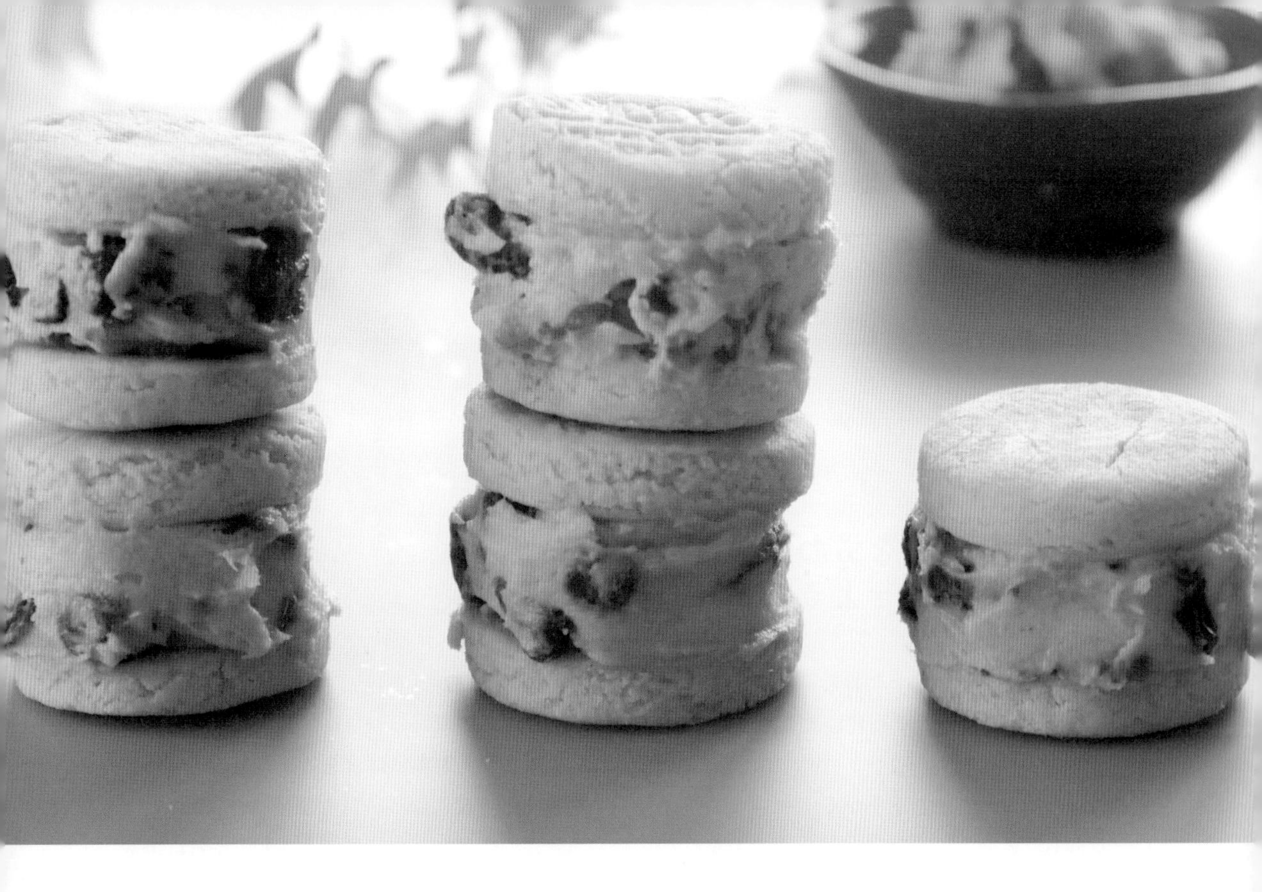

Vegan Rum Raisin Butter Sandwich Cookies

ヴィーガン・ラムレーズンバターサンド

ヘルシーな発酵ヴィーガンバターで作るグルテンフリーのレーズンバターサンドです。ラムレーズンを入れて大人味に仕上げます。お客さまにもよろこばれる、からだとこころがハッピーになる一品です。

○<米粉クッキー>材料（直径4.5cm丸型18枚分）

A

米粉（製菓用）……80g
ココナッツパウダー……10g
アーモンドプードル……20g
シナモンパウダー……小さじ1/4

B

メープルシロップ……40g
ココナッツオイル（溶かしたもの）……40g
塩……ひとつまみ
バニラエクストラクト……小さじ1/2

○<ヴィーガン レーズンバター>材料

発酵ヴィーガンバター（102ページ参照）……60g
ココナッツシュガー（またはお好みの甘味料）……大さじ1
ラムレーズン……30g

作り方

1. <米粉クッキー>を作る。材料の**A**と**B**をそれぞれ混ぜ合わせてから、一つのボウルに入れて、よく混ぜ合わせる。
2. **1**の全体が混ざったら5mm厚に伸ばし、型で抜く。
3. **2**を170度で15～20分ほど焼く。
4. <ヴィーガン レーズンバター>を作る。室温で発酵ヴィーガンバターをやわらかく溶かし、ココナッツシュガーを加え混ぜ、さらにラムレーズンを加えてよく混ぜ合わせる。
5. **3**の米粉クッキーで、**4**を挟み、冷蔵庫で2～3時間冷やしたら、できあがり。

column 3

アトピー、アレルギー改善のために実践したこと

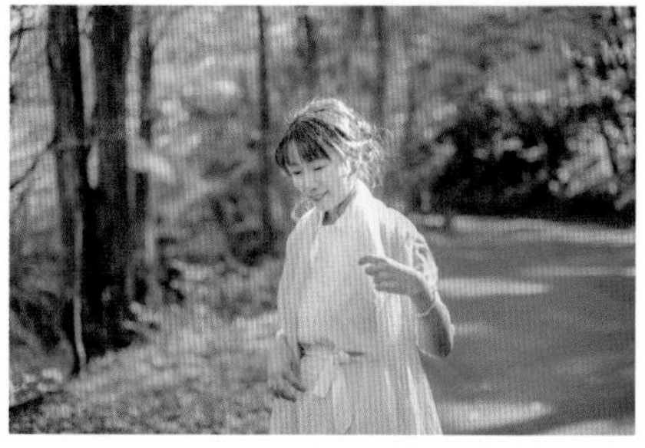

できる限り胃腸を労わり代謝をアップさせよう

私がアトピーを改善するために実践して、効果があったと感じたことをご紹介します。

1. 運動やサウナなどで汗をかく

汗は熱や毒素を排出してくれます。毒素のなかでも殺虫剤や香水などの有機溶剤を排出できるのは皮膚だけで、ヒ素や鉛も汗から排出されるといいます。アトピー体質は炎症で熱が体内にたまりやすいので、より意識的に汗をかくとよいようです。

2. 朝だけ断食する

東洋医学では、昼12時までを排泄の時間としており、午前中に食事をすると、エネルギーが消化に使われ、排泄がおろそかになるとしています。現代病の原因の多くは飽食にあると考えられるため、何を食べるかより、どれだけ抜くかを考えるほうが大切です。私は甲田光雄さんの本に出会い、朝断食を5年ほど続けています。1食だけの日もあり、とてもからだが軽くなりました。

3. 麻炭をとりいれる

麻炭は多孔質で、竹炭に比べても微細な穴の数が多いのが特徴です。この穴が強い吸着力を生み、腸にこびりついた老廃物や重金属を便として排出してくれます。

4. 重曹水を飲む

アレルギーの原因の一つは体液の酸性化といわれていますが、重曹は体液をアルカリ性に傾けてくれます。料理に使う純粋な重曹3gを300ccほどの水に溶いて飲んでみてください。1日に摂取する量が5gをこえると呼吸に影響が出るので、注意しましょう。

5. クロレラを飲む

重金属やカビ毒は、アレルギーをはじめ様々な病気の原因になっていますが、それをデトックスしてくれるのがクロレラです。石垣島の「ヤエヤマクロレラ」がおすすめです。

6. 日光浴をする

太陽の光によって体内でビタミンDが合成され、肌の表皮細胞のステロイド産生が増加してバリア機能が改善されるといわれています。

7. 良質の油に変える

リノール酸を多く含むオメガ6系脂肪酸の油は、アレルギーの炎症を悪化させてしまいます。積極的にとりたい油は、体内で作られない必須脂肪酸であるオメガ3系脂肪酸のエゴマ油やあまに油です。酸化しやすいため、非加熱で食べてください。

冬

Storage

腎

自然界も動物たちも休息に入る冬。万物がものをため込む季節で、気血やリンパの巡りが悪くなり、からだが縮こまってエネルギーが低下しやすくなります。がんばり過ぎず、適度な運動をして、ゆっくり過ごしましょう。ここでは、冬のからだの変化や過ごし方と食べ方、レシピをご紹介します。「腎・膀胱タイプ」（14、15ページ参照）の方は、季節を問わず冬のからだの傾向にあるため、冬の過ごし方や食べ方を参考に生活してみてください。

冬のからだ・過ごし方

冷えで「腎」が弱まり老化も促進

「腎」は生命を維持する栄養物質（精）をためておくところで、「生命力の貯蔵庫」と呼ばれ、五臓六腑の健全な働きを支える役目を担っています。「腎」に貯蔵されている精（生命力）は「腎精」と呼ばれ、生まれながらに備わっているもので、生殖能力やからだの発育、知能の発達などに深く関わっています。「腎」は骨髄の成長発育にも関係し、「腎」の異常は耳に現れるとされています。

「腎」は冷えを嫌い、冬に弱まりやすくなります。東洋医学では、冬の邪気を「寒邪（かんじゃ）」と呼び、冬の寒さに適応できずに起こるトラブルは、寒邪の影響と考えます。「腎」は水分代謝を調節する器官であるため、寒邪の影響を受けると水分コントロールがうまくいかなくなり、むくみやすくなったり、便秘や夜間頻尿となったり、生殖機能の衰えによる婦人科系の症状も現れます。足腰の弱まり、難聴、耳鳴り、視力低下、白髪、物忘れなどの老化現象も「腎」の衰えによるものです。

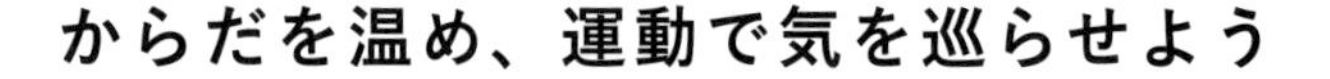

からだを温め、運動で気を巡らせよう

冬の朝は白湯を飲んで胃腸を刺激し、夜は 38 ～ 40 度のお風呂に肩までつかってからだを芯から温めるようにして、とくに足腰を温かくして過ごしましょう。髪が冷えるとからだも冷えるので、朝のシャンプーは控えます。

寒いと「気」やリンパが滞りやすく、肩や首の凝りにつながるため、体操やストレッチ、ヨガなどでからだを動かし、「気」をいっぱい巡らせてあげましょう。足腰を鍛えることが腎機能を高めることにもつながるため、意識的に足腰を鍛え、寒くても散歩などを欠かさないように過ごすといいでしょう。ふくらはぎの内側には「腎」の経絡（気血の通り道）が通っているので、そこをストレッチなどで伸ばすと、「腎」の経絡を通る気血やリンパが流れて、むくみがすっきりします。

足先やからだが冷える冬におすすめのツボは、アキレス腱とくるぶしの間にある太谿（たいけい）です。ここにお灸をすると、「腎」が元気になるとともに、冷えが改善するといわれています。

冬の食べ方

鹹(かん)味(み)と黒い食材で腎を養う

冬の養生には、からだを冷やさないことが一番大切です。生ものや冷たい飲み物は避け、気血の巡りよくする食材や、「腎」の働きを助け免疫を高める食材を意識して取り入れて、からだを中から温めましょう。

冬に弱まりやすい「腎」を補う食材は、鹹味の食材です。適度な塩辛い味が「腎」や膀胱の機能を補い、泌尿器の働きを助けて、体内の水分代謝を調整してくれます。また、鹹味の食材は、ほかではとれないナトリウムやマグネシウムなどのミネラル類の補給源です。鹹味の食材はからだを温めますが、とり過ぎると「腎」を傷めるため、適度に摂取することが大切です。

「五行学説」では、「腎」に相当する色は黒とされています。黒い食材は「腎」の働きを養い、「血」や潤いを補う働きがあるとされ、「腎」の弱まりが原因の不調の改善に効果的です。きのこ類、海藻類の昆布やひじき、黒豆など、黒い食材をとり、「腎」を養いましょう。

冬の食材 冬におすすめの代表的な食材をご紹介します。

※熱性・温性はからだを温める性質、寒性・涼性はからだを冷やす性質、平性はそのどちらでもないことを表しています(13ページ参照)。

小豆

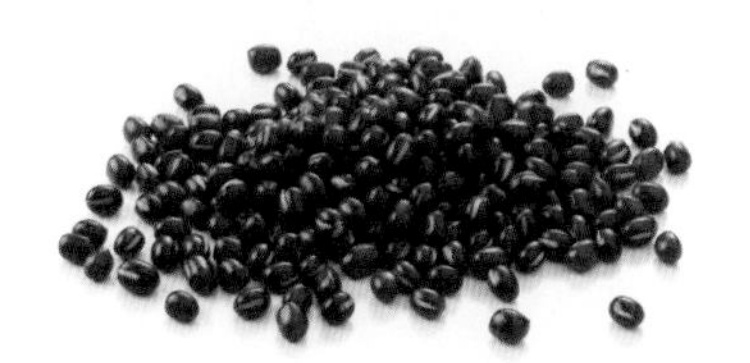

平性　酸味・甘味(旬:10~2月　心・小腸に効果あり)

「水」の代謝を助け、水分を「腎」に送って排出させる働きがあります。水分をとり過ぎたときや、消化系が弱まって排出力が低下したときのむくみ、とくに下半身のむくみによく、足が重いときや、筋肉痛の改善にもおすすめです。

クランベリー

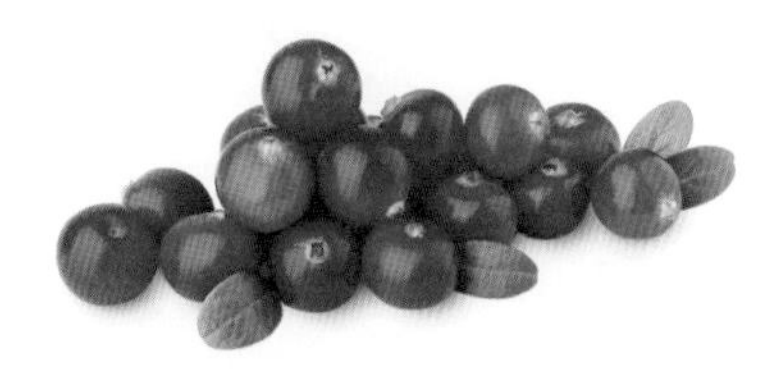

平性　酸味・甘味(旬:9~11月　肝・心・腎に効果あり)

潤いを補う働きがあります。東洋医学では、酸味と甘味をともにとると潤いを生むとされ、クランベリーはその2つを併せ持ちます。潤いをもたらす働きがあり、「血」の巡りもよくするため、痛みをともなう肩こりの改善にもよいとされています。

冬の食材

栗

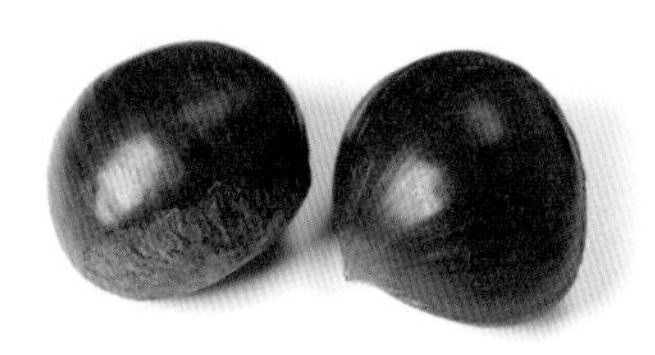

温性　甘味(旬:9〜10月　脾・胃・腎に効果あり)

「脾」の働きを助けて、栄養の消化吸収を促し、血流をよくして、からだを元気にしてくれる食材です。渋皮に含まれるタンニンの強い抗酸化作用は、老化防止や抗がん作用が期待できます。おすすめは「栗+米」の食べ合わせ。栄養を全身に巡らせ、「脾」の働きを助けます。

くるみ

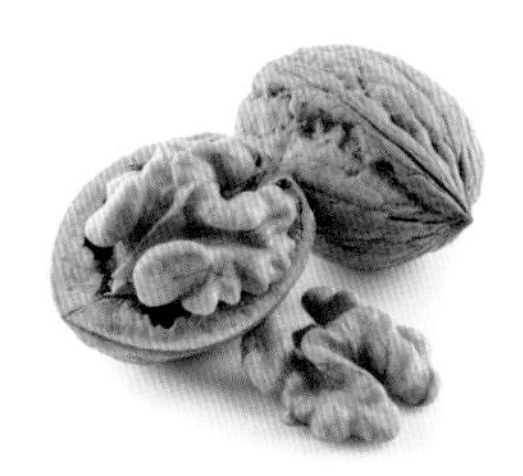

温性　甘味(旬:10〜12月　肺・大腸・腎に効果あり)

不飽和脂肪酸が豊富で、薬膳では老化と関わる「腎」を補うとされ、また「健脳」の効果もあります。「肺」の機能を高める作用もあり、喘息や咳を止める働きがあります。「くるみ+ほうれん草」の食べ合わせで、くるみの不飽和脂肪酸が、「肝」の働きを高めてくれます。

黒胡麻

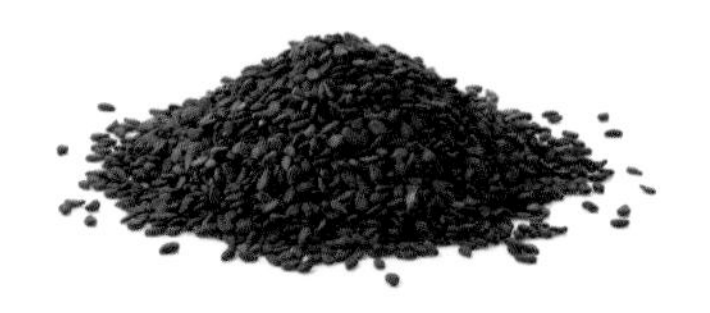

平性　甘味(旬:9〜10月　肝・大腸・腎に効果あり)

「長生不老食」と呼ばれ、「血」と「肝」を補い、からだを潤す働きがあります。セサミンやビタミンEが血流を改善し、「心」の働きを助けるほか、便秘の解消や白髪を少なくする効能も期待できます。体力作りには「黒ごま+葛」の食べ合わせを。黒ごまが精をつけ、葛が免疫力を高めます。

黒豆

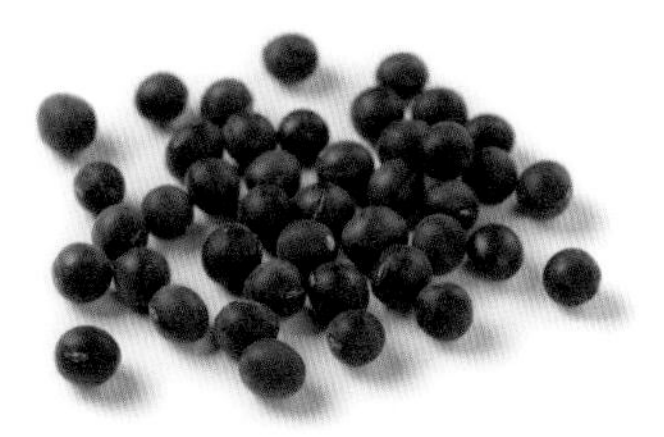

平性　甘味(旬:9〜11月　脾・腎に効果あり)

黒は薬膳では「腎」の色とされ、黒豆は代表的な黒い食材の一つで血流を促し、余分な水分を排出します。黒色はアントシアニンという天然色素で、眼精疲労にも有効です。「黒豆+干し葡萄+黒糖」の食べ合わせは鉄分を多く含み、貧血予防にぴったりです。

昆布

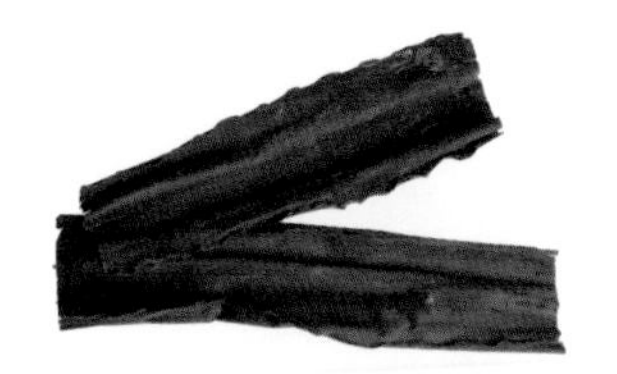

寒性　鹹味(旬:7〜9月　肝・胃・腎に効果あり)

水分代謝をよくし、むくみ、腹部のしこり、甲状腺腫の改善に役立ちます。アルギン酸、鉄分、ヨード、カルシウムが豊富で、新陳代謝を活発にし、余分なナトリウムを排出してくれます。酢とともに食べれば、高血圧の予防にも役立ちます。

しめじ

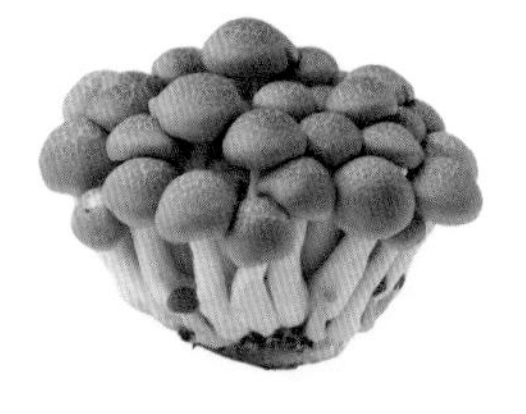

涼性　甘味(旬:9〜10月　肺・腎に効果)

からだにこもった熱を冷ます涼性の性質があり、「血」を補う力を持っているため、便秘に有効です。体内の潤いが不足することで起こる便秘にも効果的です。便秘改善に役立つ食材であるマッシュルームとともに食べることで、その効果がアップします。美肌効果もあります。

春菊

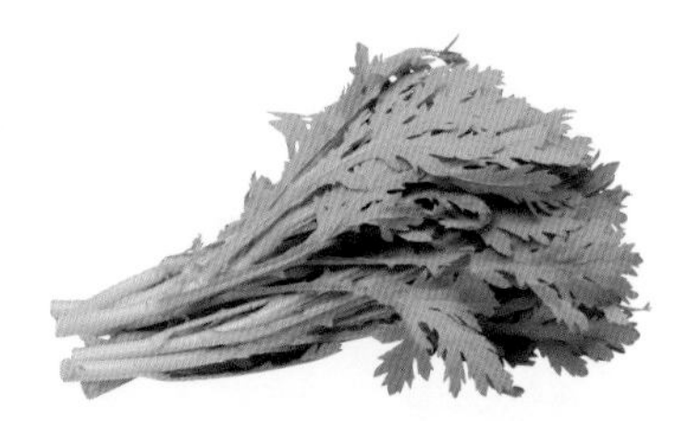

平性　甘味・辛味(旬:11～2月　胃・肺に効果あり)

「食べる風邪薬」と呼ばれ、古くから漢方薬として用いられてきた春菊は、独特の香りが自律神経に作用して精神を安定させる働きがあります。また胃腸の働きを改善し、痰や咳止めにも。中医学では、風邪を予防し、肌を健やかにする食材とされています。

セリ

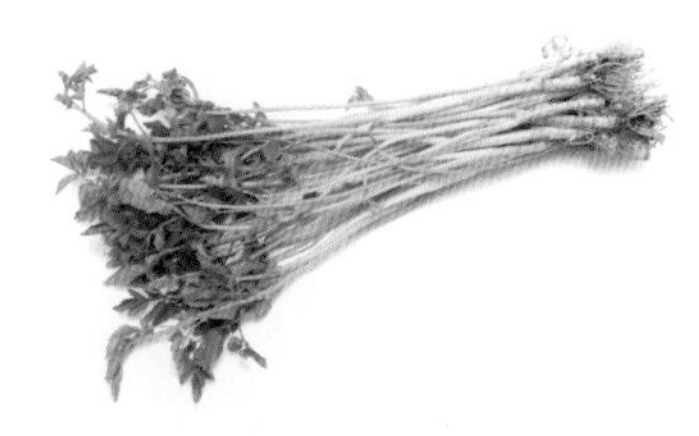

涼性　甘味・辛味(旬:1～4月　肝・胃に効果あり)

からだの熱を取り、水分代謝をよくする作用があります。血液の正常な働きを保ち、肩凝りを和らげてくれる作用も期待できます。薬膳では、セリは「水斤」という漢方薬として使われ、インフルエンザや風邪による発熱を取る食材として用いられています。

パセリ

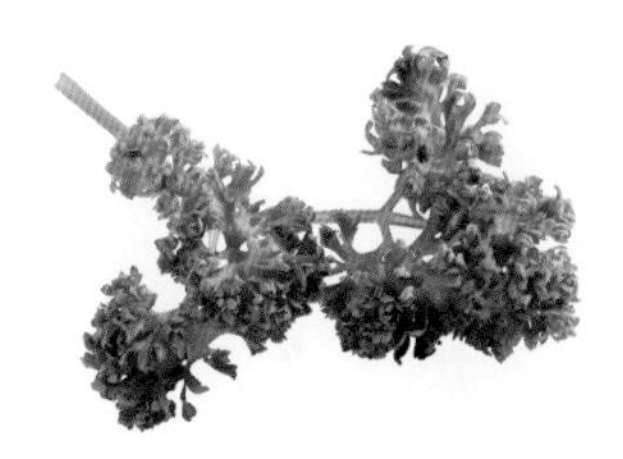

温性　辛味(旬:3～5月 9～11月　肝・脾・肺に効果あり)

「肝」を養う働き、「血」を補って「気」を巡らせる作用や、ストレスを解消する作用があります。消化を助ける働きも期待できます。おなかが張って苦しい方、下痢と便秘を繰り返す方、貧血や胃腸の調子が悪い方にもおすすめです。

ひじき

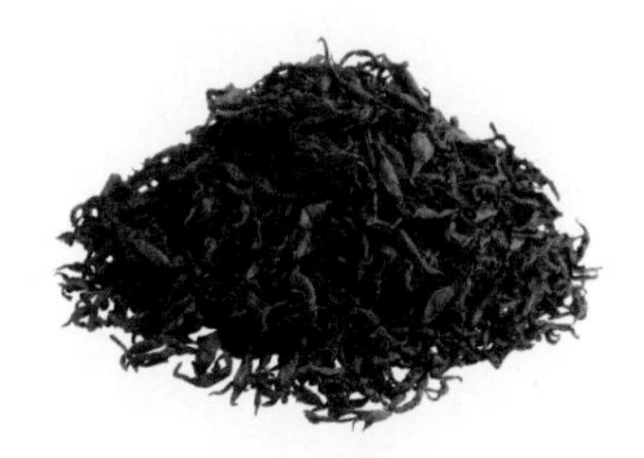

寒性　鹹味(旬:3~4月　肝・腎に効果あり)

「腎」の働きを整え、気持ちを落ち着ける働きがあります。「血」を補い、貧血、抜け毛(毛髪の老化)、乾燥肌(皮膚の老化)を予防してくれます。しこりをやわらげ、むくみを除く作用も。カルシウム、鉄、食物繊維が豊富で、骨や歯の形成、貧血の予防効果も期待できます。

マカ

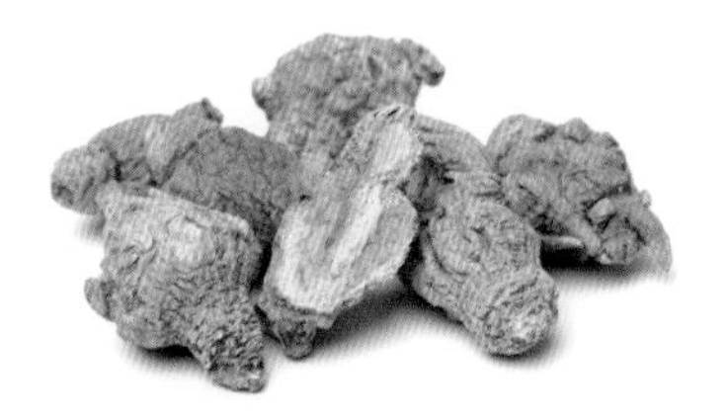

温性　甘味(脾・腎に効果あり)

南米ペルーのアンデス山脈(高地4000～5000メートル)で自生・栽培されているアブラナ科のハーブ。豊富なミネラルを含んだ天然の土壌から生まれた植物です。ホルモンバランスや自律神経を整える作用や、「腎」の不調による不妊や冷え性、更年期症状の改善にも有効です。

わかめ

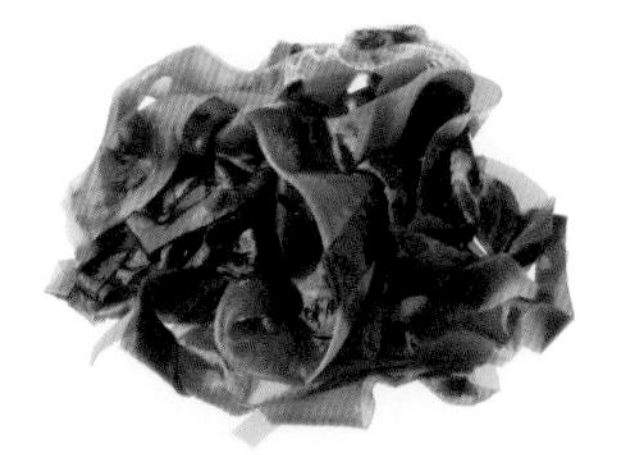

寒性　鹹味(旬:2～6月　肝・胃・腎に効果あり)

からだにこもった熱と余分な水を排出し、「気」を巡らせることで便通や排尿を促し、甲状腺の機能低下を改善します。ぬめり成分のフコイダンには抗菌作用、アルギン酸には血中コレステロールの上昇抑制作用があります。「わかめ+ねぎ」の食べ合わせで高血圧の予防も期待できます。

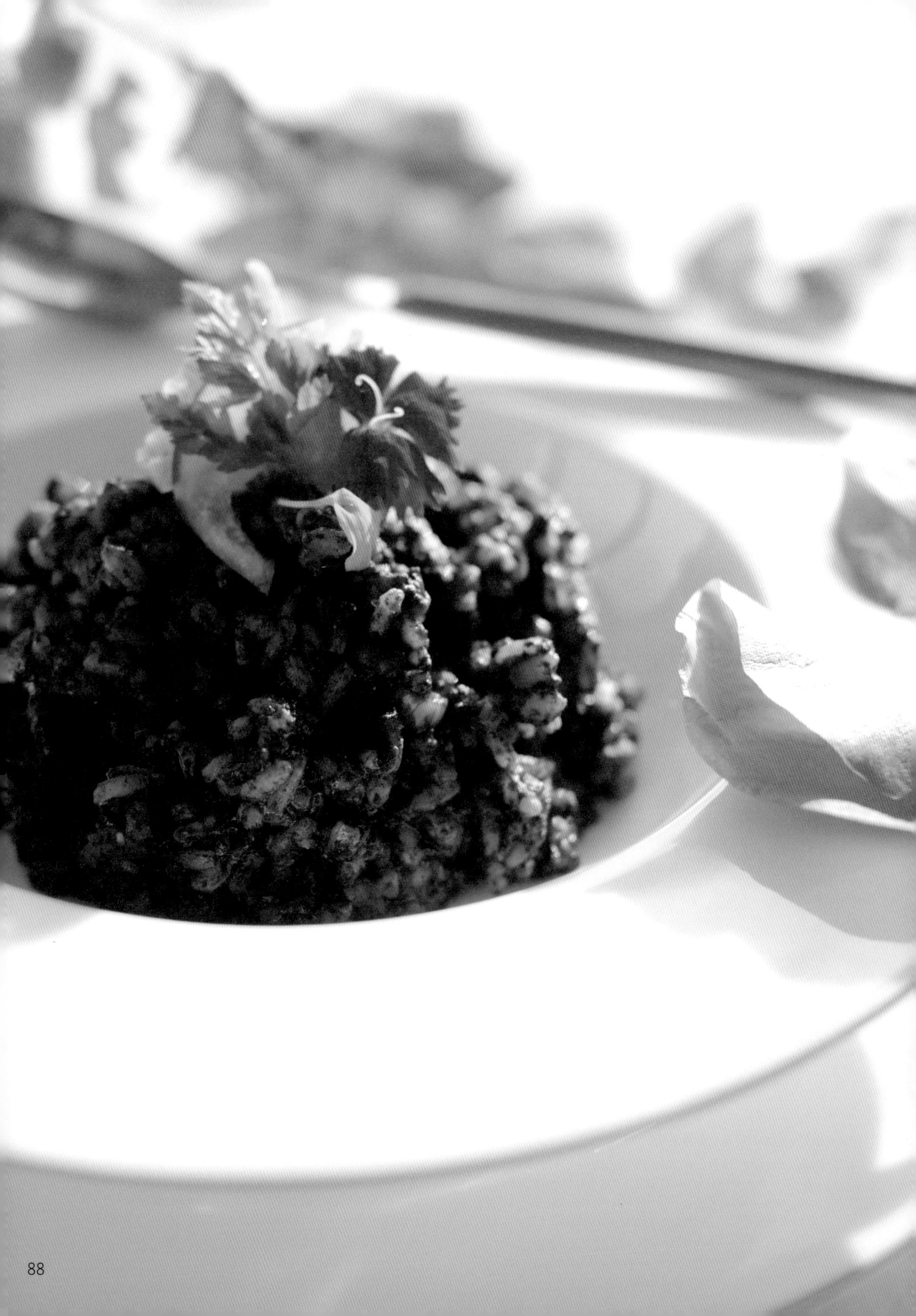

Squid Ink Style Risotto

いかすみ風リゾット

ひじきや海藻類を使って、いかすみのような海鮮風味を楽しめるリゾットです。ひじきは冬に弱まりやすい「腎」の働きを整え、炎症を鎮めてくれる、優秀な食材です。

○材料（2人分）

芽ひじき（乾燥）……25g
水……200ml
オリーブオイル……大さじ2
ニンニク（みじん切り）……小さじ1
玉ねぎ……1/2個（みじん切り）
塩……少々
ブラウンマッシュルーム……4個（みじん切り）
白ワイン……大さじ1
玄米ごはん……2膳
野菜ブイヨン……100ml（スープ程度の濃さ）
ブラックペッパー……少々

A

味噌……大さじ3
オリーブオイル……大さじ2
トマトジュース……80ml
水……100ml
麻炭パウダー……小さじ1（なくても可）

作り方

1. 芽ひじきは茶こしなどでさっと洗って鍋に入れ、水200mlを入れてふたをして火にかける。
2. 沸騰したら弱火にし、8分蒸らすように煮る。水がほとんどなくなったら火を止める。
3. ブレンダーに**2**と**A**を入れて攪拌する。
4. フライパンにオリーブオイルを熱し、ニンニクを弱火で炒めて香りを出す。
5. ニンニクの香りが出たら、玉ねぎ、塩少々を加え、透明になるまで炒める。
6. **5**にブラウンマッシュルームを加え、白ワインを回し入れてアルコールを飛ばす。
7. **6**に玄米ごはんを加え、軽く炒めたら野菜ブイヨンを入れてふたをし、弱火で5分煮る。
8. **7**に**3**を加えて全体をなじませ、塩（分量外）とブラックペッパーで味を整えて完成。

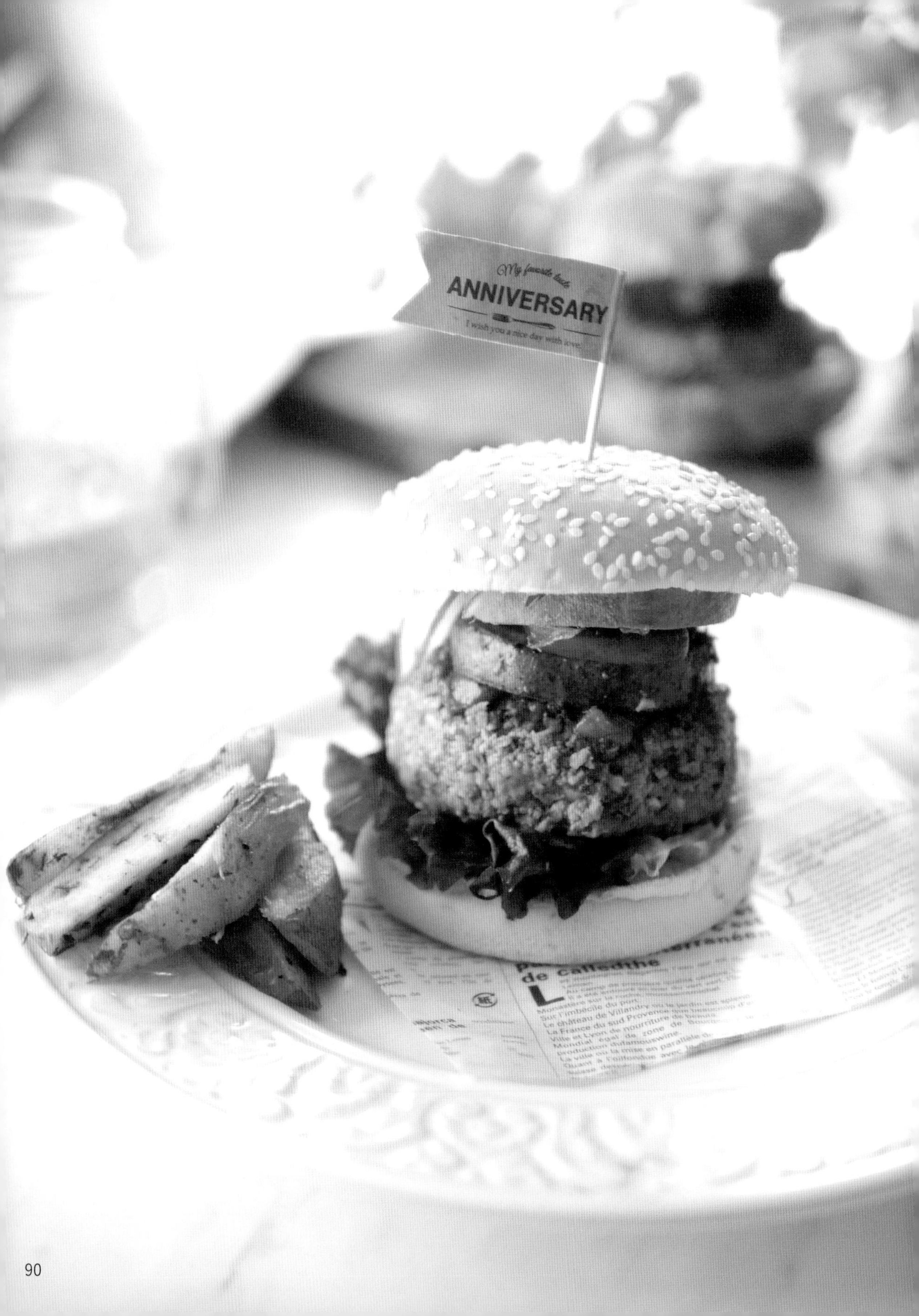
ANNIVERSARY
I wish you a nice day with love.

Vegan Sorghum Burger

ヴィーガン高キビハンバーガー

高キビはからだを温めるため、寒い冬にぴったりの雑穀です。お肉のような食感を出すのにもとても便利です。ボリューム満点で、おなかも大満足！ おいしいのでぜひ試していただきたいバーガーです。

○材料（1個分）

バーガーバンズ……1個
マスタード……適量
ベジタルタルソース（102ページ参照）……適量
レタス……1枚
煮込みトマトソース（104ページ参照）……適量
きゅうりのピクルス（薄切り）……3枚
レンコン（輪切りにし、両面を焼いたもの）……1枚
マッシュルーム（薄切りにし、両面焼いたもの）……4枚
アボカド……1/4個（薄切り）
紫キャベツ……適量（千切り）

○<高キビハンバーグ>材料（10個分）

高キビ……150g
水……300ml
塩……小さじ2
オリーブオイル……大さじ3
ニンニク……1片（つぶす）
玉ねぎ……1個（みじん切り）
にんじん……1/4本（みじん切り）
セロリ……1/4個（みじん切り）
マッシュルーム……50g（薄切り）
ローリエ……1枚
舞茸……100g
味噌……大さじ1
醤油……小さじ1
ブラックペッパー……少々
ナツメグ……少々
パン粉……150g
片栗粉……適量

作り方

1. <高キビハンバーグ>を作る。一晩、高キビを浸水させる。片手鍋に浸水させた高キビ、水300ml、塩を入れる。強火で煮立ててからふたをし、その後、すぐに弱火にして、15分炊く。炊き終わったら、ふたをしたまま15分蒸らす。
2. フライパンにオリーブオイルとニンニクを入れて熱し、香りが出てきたら玉ねぎ、にんじん、セロリ、マッシュルーム、ローリエを入れ、弱火でじっくり、色づいて熱が通るまでよく炒める。
3. **2**に舞茸をさいて加え、火が通るまで炒める。
4. 火が通ったらローリエを取り出し、味噌、醤油、ブラックペッパー、ナツメグで味付けし、フードプロセッサーで攪拌する。
5. **4**に**1**の高キビとパン粉を加えてよく混ぜる。
6. **5**を俵型にまとめ、片栗粉をまぶして多めの油（分量外）で色よく焼いて、<高キビハンバーグ>のできあがり。
7. 下のバーガーバンズにマスタード、上のバーガーバンズにベジタルタルソースを塗る。
8. バーガーバンズに下から、レタス、<高キビハンバーグ>、煮込みトマトソース、きゅうりのピクルス、レンコン、マッシュルーム、アボカド、紫キャベツ、お好みでベジタルタルソースを順番にのせて完成。

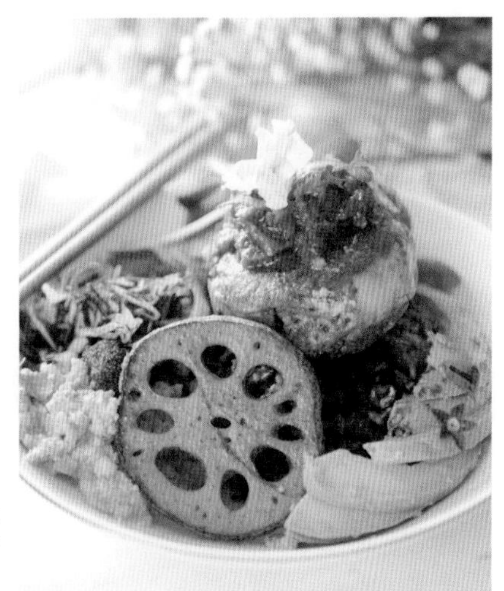

<高キビハンバーグ>は
ごはんにのせて
ロコモコ風にしてもおいしい。

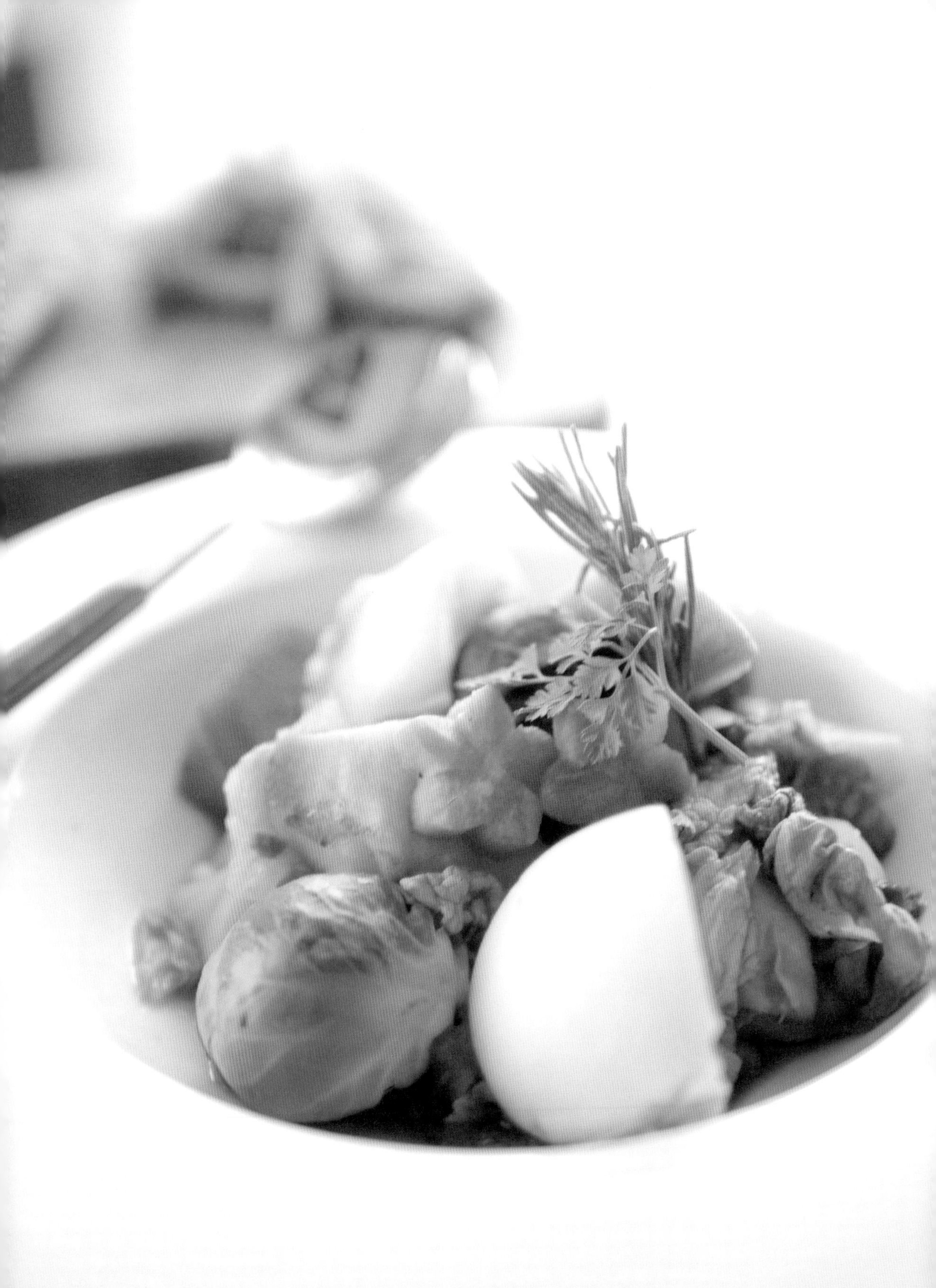

Plenty of Vegetable Pot Au Feu

たっぷり野菜のポトフ

野菜のおいしさがぎゅっと詰まったポトフは、寒い冬にからだを温めてくれます。ぜひ、自然栽培やオーガニックの野菜で作ってみて。シンプルに塩、ブラックペッパー、オリーブオイルだけで、野菜の旨味が口いっぱいに広がります。

○材料（2人分）

玉ねぎ……60g（くし形切り）
にんじん……80g（乱切り）
大根……80g（いちょう切り）
カブ……70g（縦半分に切る）
セロリ……50g（斜め切り）
白菜……60g（ざく切り）
キャベツ……110g（芯付きのくし形切り）
じゃがいも……50g（皮をむき丸のまま）
さつまいも……50g（丸のまま）
昆布……5cm角
干し椎茸……1枚
ローリエ……1枚
野菜ブイヨン（顆粒）……大さじ1
塩麹……小さじ1
水……200ml

A

オリーブオイル……適量
マスタード……適量
岩塩……少々
ブラックペッパー……少々

作り方

1. **A**以外のすべての材料を圧力鍋に入れる。
2. 強火にかけて圧力がかかったら、中火にして10分加熱して火を止める。
3. 圧力鍋の圧力が抜けたら、冷めるまで待ち、味をなじませる。
4. **A**の調味料をかけていただく。

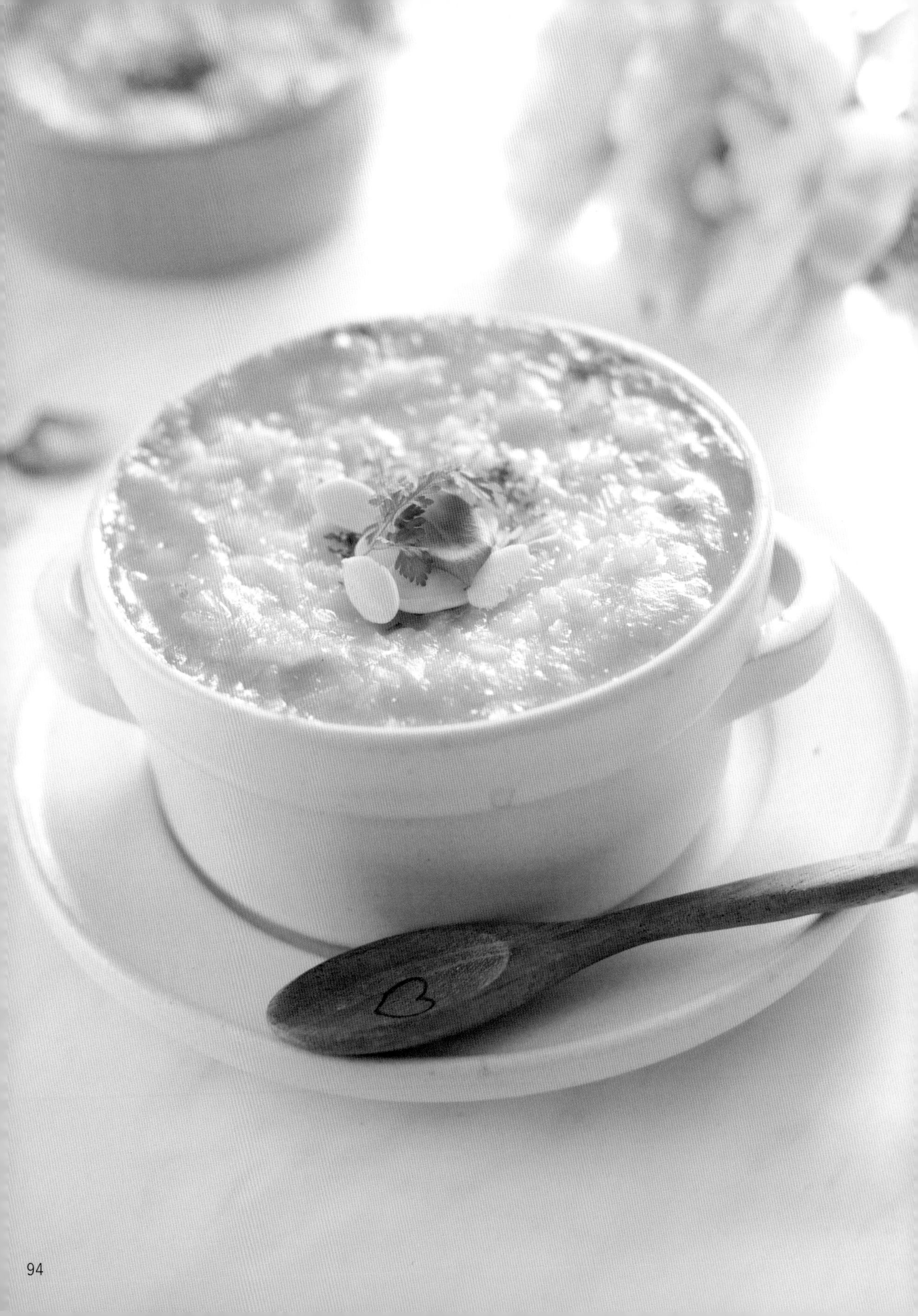

Fermented Cream of Sake Lees Lasagna

酒粕の発酵クリームラザニア

肉やチーズを使わなくても、酒粕と白味噌でコクと旨味がアップし、クリーミーで濃厚な味に仕上がります。発酵食品によって腸内環境を整えることで、免疫力アップにも役立ちます。おもてなし料理としてもどうぞ！

○材料（2人分）

オリーブオイル……大さじ2
ニンニク（みじん切り）……小さじ1/2
玉ねぎ……1/2個（薄切り）
塩……少々
マッシュルーム……2個（薄切り）
しめじ……30g（食べやすい大きさにさく）
ローリエ……1枚
ブラックペッパー……少々
ナツメグ……少々
煮込みトマトソース（104ページ参照）……適量
ラザニア生地……2枚（茹でたもの）
アボカド……1/2個（薄切り）
ヴィーガンチーズ（または酒粕チーズ）……適量
パセリ……適量

○<酒粕ホワイトソース>材料

酒粕……25g
アーモンドミルク……300ml
米粉……45g
白味噌……小さじ1〜2
ニュートリショナルイースト（なくても可）……大さじ1
岩塩……少々

作り方

1. <酒粕ホワイトソース>の材料をすべてボウルに入れ、泡立て器で混ぜ合わせる。
2. フライパンにオリーブオイルとニンニクを入れて弱火で熱し、香りが出てきたら玉ねぎと塩を入れ、玉ねぎから甘い香りがしてくるまで中火で炒める。
3. さらにマッシュルームとしめじを加え、さらに中火で炒める。
4. **3**に、**1**を木べらでつぶしながら少しずつ加え、なめらかにする。
5. **4**にローリエを加え、中火にして木べらで混ぜながらとろみをつける。
6. **5**にブラックペッパー、ナツメグを加えて混ぜる。火を止めてローリエを取り出す。
7. 耐熱容器に煮込みトマトソース、ラザニア生地、アボカド、**6**の<酒粕ホワイトソース>の順に2回重ねる。その上にヴィーガンチーズ、オリーブオイル（分量外）をふりかける。
8. 220度に温めたオーブンで、10〜20分ほど焼き色がつくまで焼き、最後にパセリをちらして、できあがり。

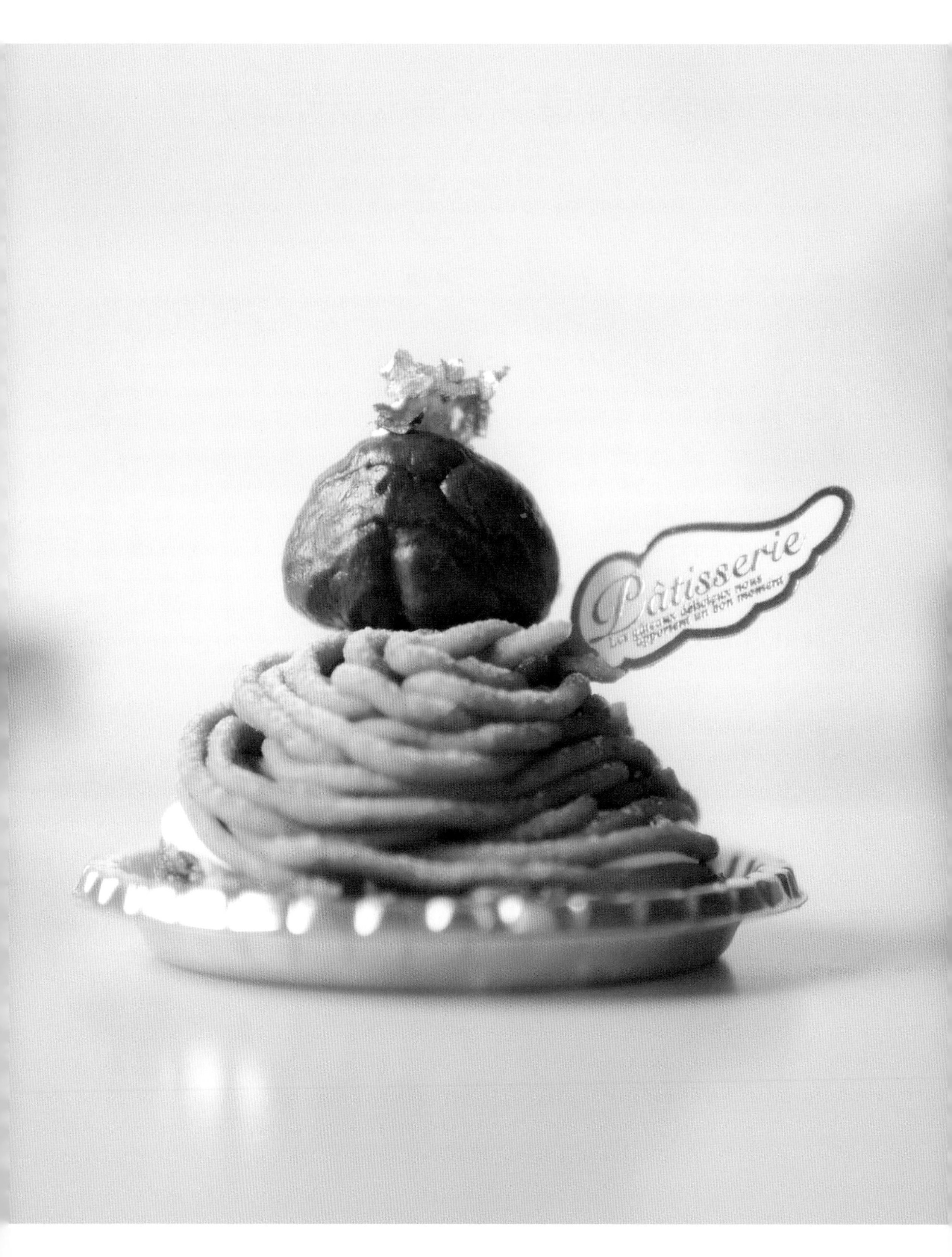
Pâtisserie

Sweet Roasted Chestnut Mont Blanc

甘栗モンブラン

栗は栄養の吸収を促し、「血」の巡りをよくして、からだを元気にしてくれます。
砂糖を使わず、甘栗と甘酒のやさしい甘みで作るモンブランです。カシューホイップクリームを合わせて、リッチなスイーツに仕上げます。

○<土台>材料（直径6cmのセルクル型5個分）
マカダミアナッツ（またはお好みのナッツ）……50g（8時間浸水）
アーモンドプードル……25g
デーツ……30g
ローカカオパウダー……10g
プラントベースミルク（または水）……20g

○<ローカシューホイップクリーム>材料
生カシューナッツ……150g（2〜4時間浸水後乾燥）
メープルシロップ……100g
ココナッツオイル……70g
バニラエクストラクト……小さじ1/2
アーモンドミルク……100ml

○<マロンクリーム>材料
甘栗……300g
水……250ml
甘酒……50ml
寒天パウダー……小さじ1/2
塩……ひとつまみ
アーモンドミルク（または豆乳）……100ml

○<トッピング>材料
甘栗……10個

作り方

1. <土台>を作る。<土台>の材料をすべてフードプロセッサーに入れて混ぜ、セルクル型に入れる。
2. <ローカシューホイップクリーム>を作る。<ローカシューホイップクリーム>のすべての材料をブレンダーに入れ、なめらかになるまで攪拌する。
3. **2**を保存容器に入れ、冷蔵庫で冷やす。
4. <マロンクリーム>を作る。鍋に<マロンクリーム>のアーモンドミルク以外の材料を入れて火にかけ、沸騰したらふたをし、弱火で30分煮る。
5. **4**をフードプロセッサーに入れて攪拌し、アーモンドミルクを加えてさらに攪拌し、こし器でこす。
6. **1**の<土台>をセルクルから抜き取り、真ん中に甘栗（トッピング用）を1個のせる。
7. <ローカシューホイップクリーム>を絞り袋に入れて、**6**のまわりに絞り、さらにその上から**5**の<マロンクリーム>を絞り袋に入れて円を描くように絞りだす。
8. **7**の上に甘栗（トッピング用）を1個のせて、できあがり。

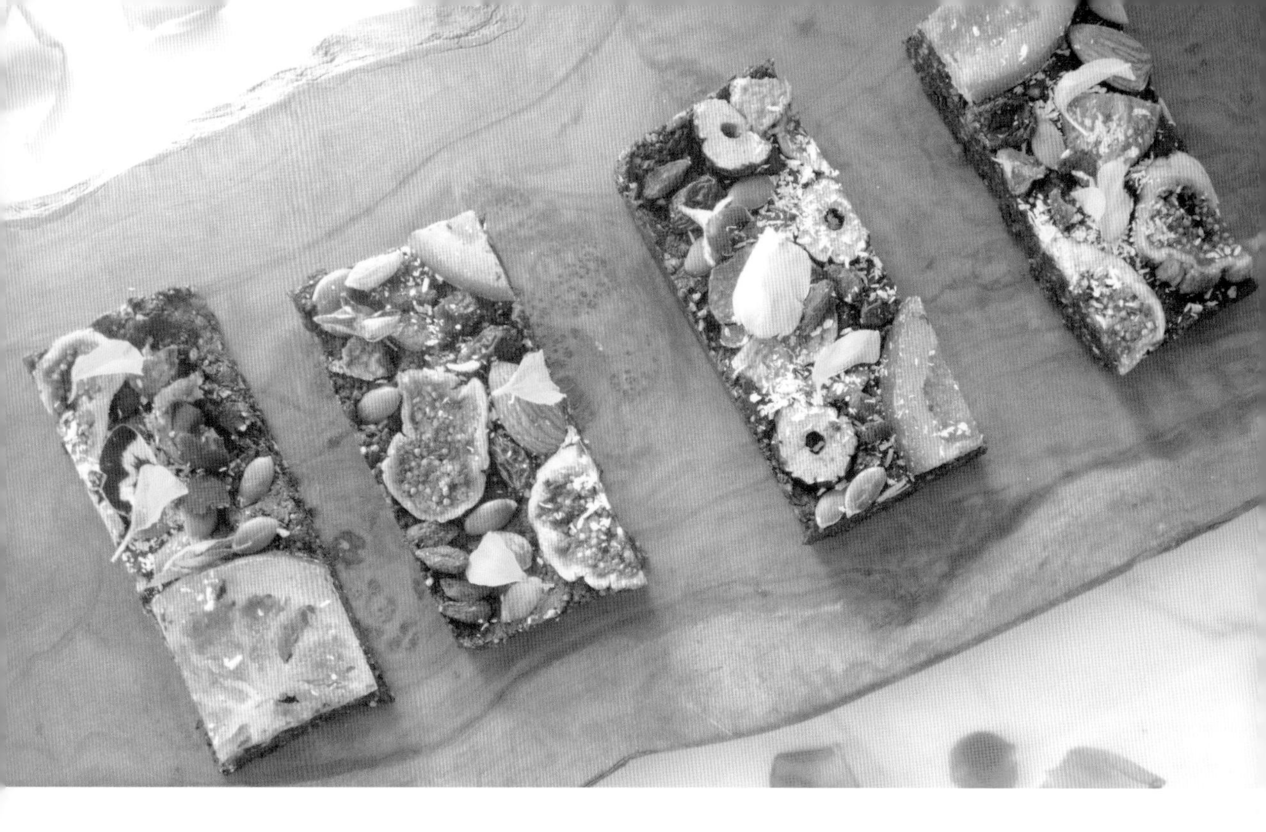

Medicinal Raw Brownie Energy Bar

薬膳ローブラウニーエナジーバー

くるみは「腎」を補い、脳の老化を予防してくれる食材です。デーツと組み合わせることで、栄養や味のバランスがよくなります。ねっとりしたデーツとカリカリのくるみは、食感の相性も抜群です。

○材料（縦7×横10cm長方形型４本分）
デーツ……50g
干しいちじく……10g
ラムレーズン（またはレーズン）……10g
ナツメ（またはデーツ）……10g
クコの実……10g
A
生くるみ……60g（2～4時間浸水後乾燥）
ココナッツファイン……10g
ローカカオパウダー……25~30g
ココナッツオイル（溶かしたもの）……大さじ2
バニラエクストラクト……小さじ1/2
ピンクソルトまたは岩塩……ひとつまみ

○<トッピング>材料
お好みのドライフルーツやナッツ……適量

作り方
1. **A**を、フードプロセッサーで攪拌する。ローカカオパウダーの分量は多いほど苦味のある大人の味になる。
2. **1**にデーツ、干しいちじく、ラムレーズン、ナツメを少しずつ入れて攪拌する。
3. **2**にクコの実を入れて、食感が残るくらいまで攪拌する。
4. **3**を型に入れて、お好みのドライフルーツやナッツを飾り付けて完成。一晩冷蔵庫で寝かせると旨味が増す。冷凍で1カ月は保存できる。

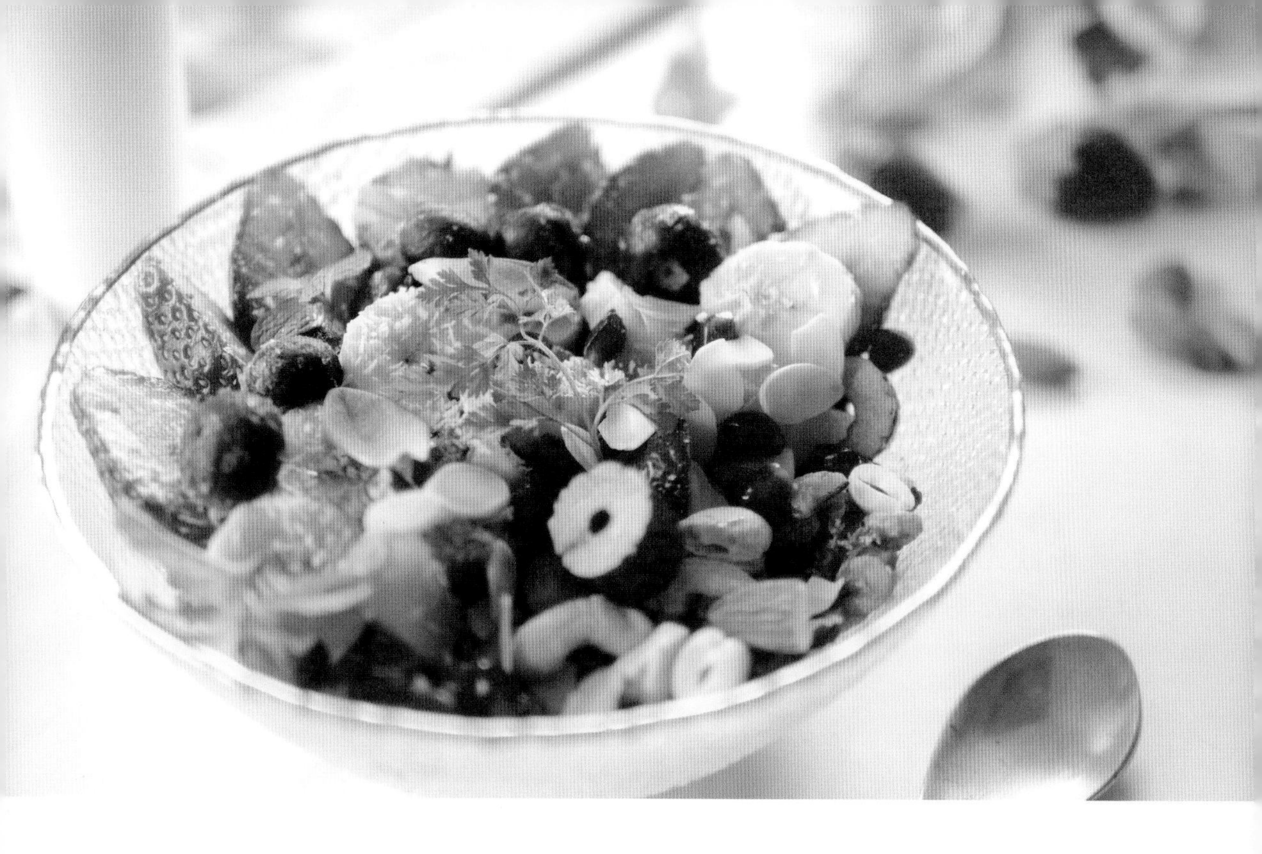

Medicinal Granola

薬膳グラノーラ

なつめやクコの実、いちじくなど、薬膳食材をたっぷり使った、からだにも心にもやさしいおやつです。ヴィーガン×グルテンフリーで、混ぜて焼くだけの簡単ヘルシーグラノーラ。低温でじっくり焼くのがポイントです。

○材料（作りやすい分量）

ココナッツファイン……20g
オートミール……85g
メープルシロップ……80g
ココナッツオイル……20g（溶かす）

A

くるみ（生、ロースト、どちらでも可）……60g
アーモンド……60g
カシューナッツ……60g

B

シナモンパウダー……小さじ1/2
ナツメグパウダー（なくても可）……小さじ1/4
ピンクソルト……ひとつまみ

C

デーツ……3個（食べやすい大きさに切る）
干しいちじく……大3個（食べやすい大きさに切る）
ナツメ……2個（輪切り）
クコの実……大さじ2
レーズン……大さじ2

作り方

1. オーブンは130度に余熱しておく。
2. **A**は食べやすい大きさに刻んで、ボウルに入れる。
3. **2**に**B**とココナッツファインとオートミールを加えて混ぜ、その後、メープルシロップと溶かしたココナッツオイルを加えて混ぜ合わせる。
4. 天板にオーブンシートを敷き、**3**を広げ、予熱しておいたオーブンで90分焼く。
5. 焼き上がったら、すぐに**C**のドライフルーツを入れてよく混ぜ合わせ、粗熱をとって完成。オーブンの中で完全に冷めるまで置いておくと、サクサクに仕上がる。フルーツやヨーグルトと一緒に食べるとおいしい。

\column4/

アレルギー改善＆デトックスにおすすめのお茶

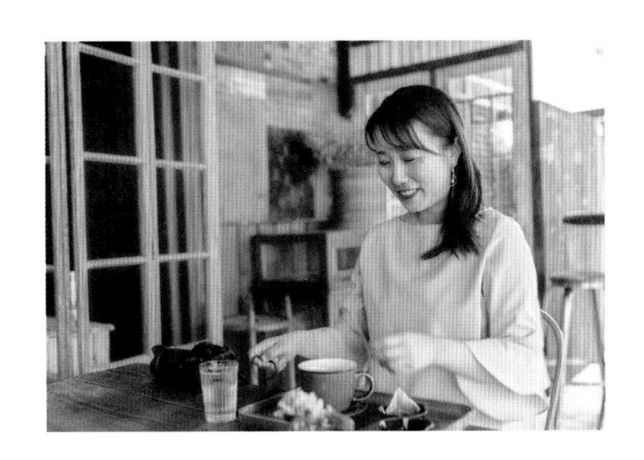

お茶を飲んで心もからだもひと息ついて

アレルギー改善のために、試してみてよかったお茶をご紹介します。デトックスしたい方にもおすすめです。

1.ニレ茶

ニレの樹皮を粉にしたものは「スリッパリーエルム」と呼ばれ、鎮痛剤になるハーブとして古くからアメリカの先住民によって使用されてきました。

便秘や喉の痛みの解消、美肌、抗炎症作用があります。また、消化液の流れをよくして、消耗した腸壁の治癒を促し、小腸と大腸の内壁に保護膜を作る作用があるといわれています。腸から毒素が浸出するのを予防するだけではなく、薄くなった腸壁を修復し、排泄を促すため、アレルギーやアトピー、皮膚病の方におすすめのお茶です。

飲み方は、小さじ1/4のニレ茶を、1カップのぬるま湯に入れ、よくかき混ぜて15分置いて飲みます。30分以上置くと効果が損なわれるので注意してください。毎朝、できれば食事の30分前に飲みましょう。

2.サフラン茶

サフラン茶は胃腸に作用し、消化管の機能障害からくる皮膚病を和らげてくれます。一番注目したい作用は、肝臓と腎臓を浄化し、発汗を促し、腸の症状の治癒を助けるというもの。腸を殺菌する作用があることも知られています。

そのほかにも、女性にうれしい効能がたくさんあります。ホルモンバランスを調整し、生理痛や生理不順、更年期障害などの症状にもよい作用があるとされています。また、血行促進作用もあるので、冷え性の改善にも効果的です。

飲み方は、小さじ1/4杯のサフラン茶をカップに入れ、熱湯を注ぎ、15～30分ほど置いて、こして飲みます。夜や就寝前に飲むとよいとされています。毎回新しく作り、症状が治るまで毎日飲みましょう。

3.ルイボスティー

ルイボスティーは、南アフリカでは、湿疹や花粉症、アレルギー疾患の治療に用いられています。ルイボスティーには、抗酸化作用のあるフラボノイドやポリフェノールが多く含まれ、これらの成分は、からだのアレルギー反応を抑制してくれます。また、生活習慣病の予防や美肌、アンチエイジングのためにも飲みたいお茶です。

ヴィーガン
ソース
レシピ

動物性食品を使わなくても、マヨネーズやバターのような風味が、驚くほどおいしく作れます。自家製ならではのヘルシーなヴィーガンソースは、野菜をたくさん食べたいときにおすすめです。手軽にできて、食卓を楽しく彩ってくれる、とっておきのソースレシピです。

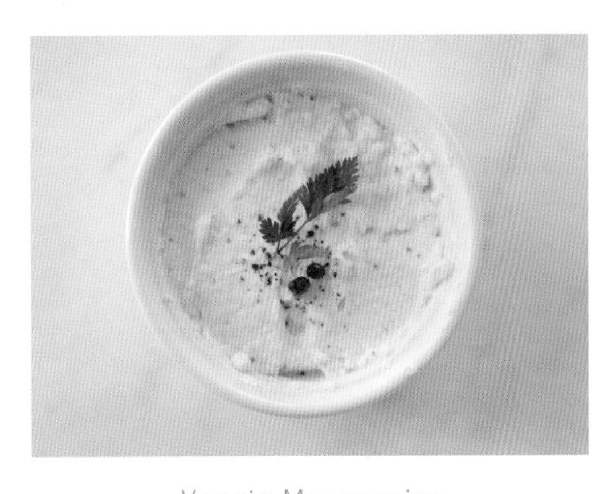

Veggie Mayonnaise

ベジマヨネーズ

手軽に作れて、サラダなど、様々な料理に活用できます。冷蔵庫で１カ月ほど保存できるので、作り置きしておくと便利です。

○材料（作りやすい分量）

豆乳……50ml
りんご酢……小さじ1/2
マスタード……小さじ1
メープルシロップ……小さじ1
塩……3g
米油（またはお好みの油）……100ml

作り方

1. 米油以外の材料を、ブレンダーで攪拌する。
2. **1**に米油を少しずつ加え、乳化してとろみがつき、マヨネーズ状になったら、完成。

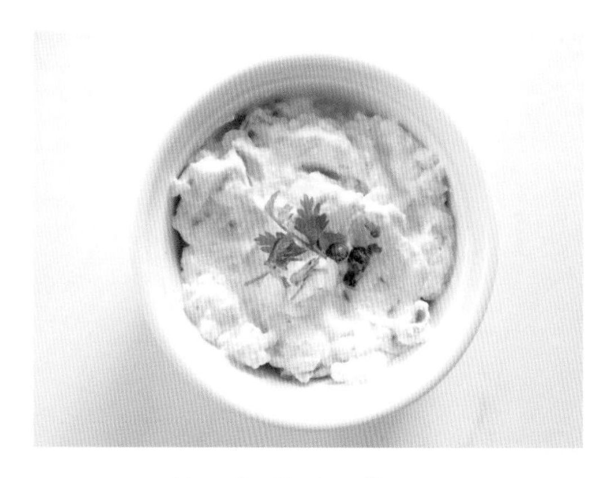

Veggie Tartar Sauce

ベジタルタルソース

醤油麹が隠し味！ ジャンキーなハンバーガーや揚げ物にもよくあう、リッチな味わいのソースです。シンプルな料理も華やかに変身させます。

○材料（作りやすい分量）

紫玉ねぎ……1/4個（みじん切り）
塩……少々
ピクルス……40g（みじん切り）
ベジマヨネーズ（101ページ参照）……100g
パセリ（みじん切り）……小さじ2
醤油麹（106ページ参照）……小さじ1
ブラックペッパー……少々

作り方

1. 紫玉ねぎに塩少々をふってしばらく置く。しんなりしてきたら水にさらし、水気をしっかり絞る。
2. ボウルに**1**と残りの材料を入れ、よく混ぜ合わせて、できあがり。冷蔵庫で３日間ほど保存可能。

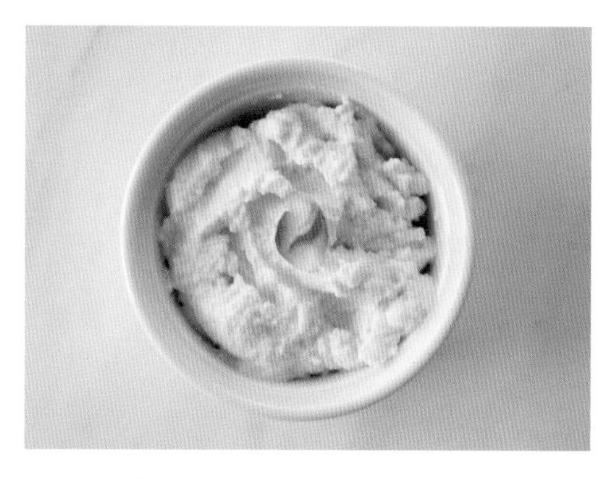

Fermented Vegan Butter

発酵ヴィーガンバター

豆乳ヨーグルトとココナッツオイルでバター風味を出します。さらにニュートリショナルイーストを入れるとチーズ風に。甘味をプラスしてもおいしい！

○材料(作りやすい分量)

ココナッツオイル(冷やし固まっているもの。あればバターフレーバー)……100g
岩塩……小さじ1/4
アップルサイダービネガー(またはりんご酢)……小さじ1
絹ごし豆腐……30g
豆乳ヨーグルト(水切り)……60g

作り方

1. フードプロセッサーにココナッツオイルと岩塩を入れ、なめらかになるまで混ぜ合わせる。
2. **1**にアップルサイダービネガーを加え、しっかりなじむまで攪拌する。
3. **2**に絹ごし豆腐を加え、なじむまで攪拌する。
4. **3**に豆乳ヨーグルトを加えてさらに攪拌し、なめらかにする。
5. ドロッとするまで乳化したら、お好きな型に入れ、冷蔵庫で数時間冷やし固める。乳化後にニュートリショナルイーストを小さじ１入れると、チーズ風になり、甘味料を入れてもおいしい。冷蔵庫で３日間ほど保存可能。

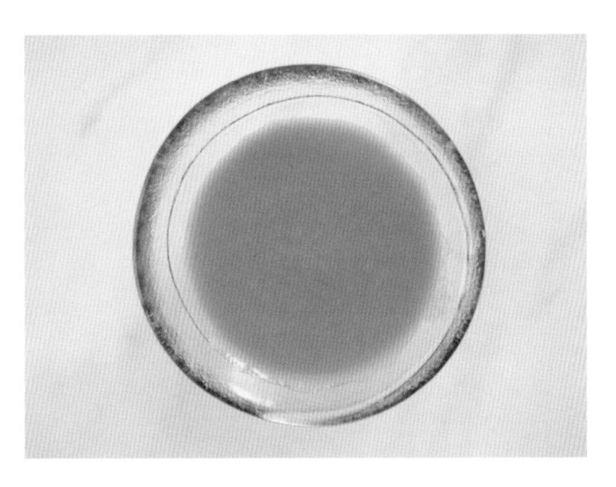

French All-Purpose Sauce

フレンチ万能ソース

野菜と酵素をたっぷり使って作ります。生野菜のサラダや蒸し野菜にも合う、おいしくてとても好評な万能ソースです。

○材料(作りやすい分量)

玉ねぎ……35g
にんじん……45g
りんご……35g
ニンニク……1片
タヒニ……小さじ1
味噌……小さじ1
薄口醤油……25ml
りんご酢……25ml
メープルシロップ……小さじ1
塩……ひとつまみ
水……10ml
米油(またはお好みの油)……50ml

作り方

1. 玉ねぎは繊維を断つように、スライスする。
2. 米油以外の材料を、ブレンダーでなめらかになるまで攪拌する。
3. **2**に、少しずつ米油を加えながら攪拌して乳化させ、できあがり。冷蔵庫で７～10日間ほど保存可能。

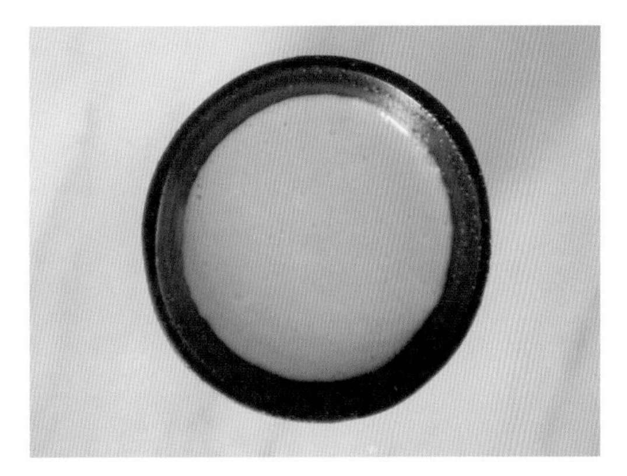

Amazake Onion Sauce

甘酒オニオンソース

甘酒を使って免疫力アップを意識した美腸ソース。紫玉ねぎでほんのりピンク色に。何に合わせてもおいしい、春色ドレッシングです。

○材料(作りやすい分量)

紫玉ねぎ……25ｇ
甘酒(濃縮)……50ｇ
りんご酢……20ml
薄口醤油……大さじ１/4
赤梅酢……大さじ１/4
米油(またはお好みの油)……50ml
塩……小さじ１/4

作り方

1. 紫玉ねぎは繊維を断つように、スライスする。
2. ブレンダーに、紫玉ねぎと甘酒、りんご酢、薄口醤油と赤梅酢を入れて攪拌する。
3. **2**がなめらかになったら、少しずつ米油を加えて乳化させ、塩で味を整えたら、できあがり。冷蔵庫で3～5日間ほど保存可能。

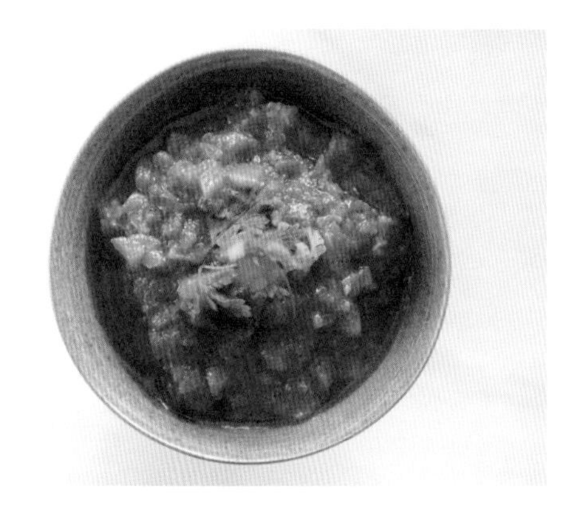

Stewed Tomato Sauce

煮込みトマトソース

野菜や味噌を使ったコクのあるトマトソースです。野菜たっぷりのロコモコ丼や、パスタやピザのソースにも使えます。

○材料(作りやすい分量)

オリーブオイル……大さじ2〜3
ニンニク(みじん切り)……小さじ1
鷹の爪……1/2本(種を取り除く)
玉ねぎ……1/4個(みじん切り)
にんじん……1/4本(みじん切り)
セロリ……1/4本(みじん切り)
トマト(缶詰でもよい)……300g
ローリエ……1枚

A

味噌……大さじ1/4
オレガノパウダー……大さじ1
塩麹……小さじ1
ブラックペッパー……少々

作り方

1. 鍋にオリーブオイルとニンニク、鷹の爪を入れて弱火にかけ、香りが出てきたら玉ねぎ、にんじん、セロリを加え、じっくり野菜が茶色くなるまで炒める。
2. **1**にトマトとローリエを入れ、ふたをして20分、弱火で煮込む。
3. とろみがついてきたら**A**で調味して、完成。冷蔵庫で3日間、冷蔵庫なら1カ月ほど保存可能。

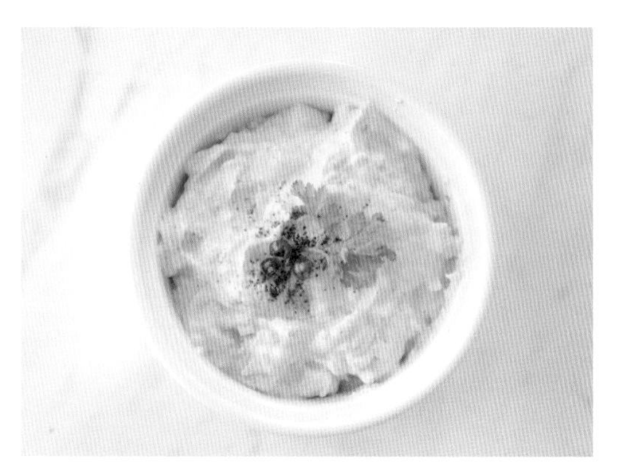

Soy Milk Yogurt Butter Sauce

豆乳ヨーグルトバターソース

水切り豆乳ヨーグルトを使った、濃厚なチーズ風味のソース。パンに塗ったり、ディップとして野菜スティックにつけたりしても、おいしい！

○材料

豆乳ヨーグルト(水切り)……100g
ココナッツオイル(あればバターフレーバーのもの)……40g
ブラックソルト(または岩塩)……小さじ1/3
ニュートリショナルイースト……大さじ1
オニオンパウダー……小さじ1
ガーリックパウダー……小さじ1/2
オレガノパウダー……小さじ1

作り方

1. 豆乳ヨーグルトは、キッチンペーパーで一晩水切りをしておく。
2. すべての材料をフードプロセッサーで攪拌して、できあがり。冷蔵庫で3日間ほど保存可能。

作り置き発酵調味料レシピ

腸には、からだ全体のおよそ７割の免疫細胞が集まっているため、健康や美肌を目指すなら、腸内環境を整えることが欠かせません。美腸作りに役立つ、あると便利な発酵調味料の作り置きレシピをご紹介します。

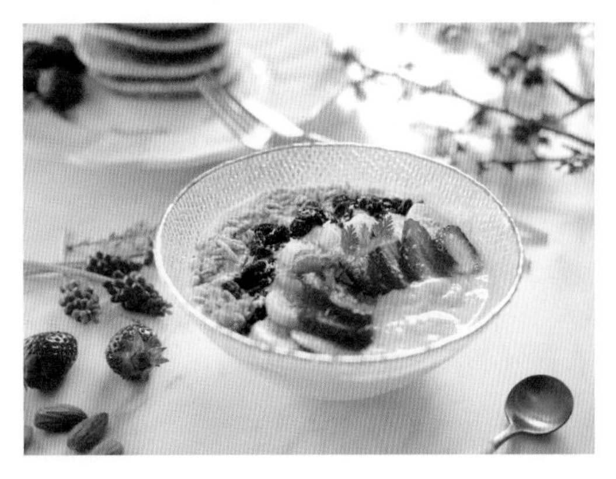

Almond Milk Yogurt

アーモンドミルクヨーグルト

アーモンドミルクと有機レーズンを発酵させるだけでできる、地球にも人にも動物にもやさしいヨーグルトです。植物乳酸菌で腸から美しく健康に！

○材料(作りやすい分量)
アーモンドミルク……400ml
有機レーズン……20粒

作り方

1. ヨーグルトの種菌を作る。アーモンドミルク100mlと有機レーズンを殺菌した瓶に入れ、2日間、常温で発酵させる。
2. 固まってきたら種菌の完成。
3. **2**を大さじ4と、残りのアーモンドミルク300mlを混ぜ合わせ、夏なら1〜2日間、冬なら2〜3日間、常温で発酵させて完成。発酵後、冷蔵庫で3日間ほど保存できる。

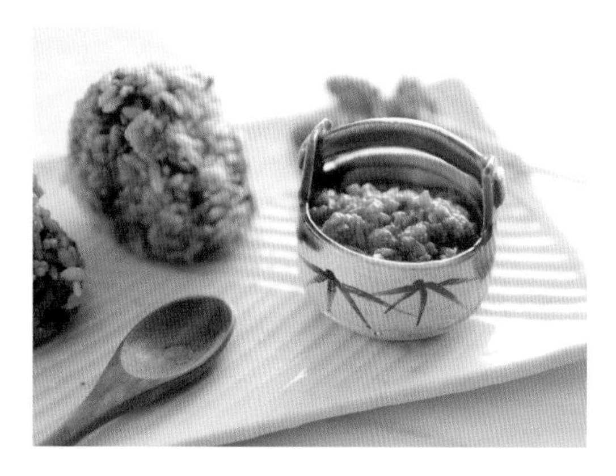

Soy Sauce Koji
醤油麹

醤油麹は旨味が強く、ちょっとプラスするだけで、いつもの料理が格段においしくなります。ディップとして野菜につけるだけでもおいしい！

○材料(作りやすい分量)
麹……150g
醤油……150g

作り方
1. ふた付きの保存容器に麹をほぐして入れ、醤油を注ぎ入れる。
2. 1日1回、清潔なスプーンでかき混ぜ、とろりとして甘みが出てきたら完成（夏は１週間、冬は10日間〜2週間ほどが目安)。ヨーグルトメーカーで作ると60度設定で、6〜8時間でできる。冷蔵庫で3カ月ほど保存可能。

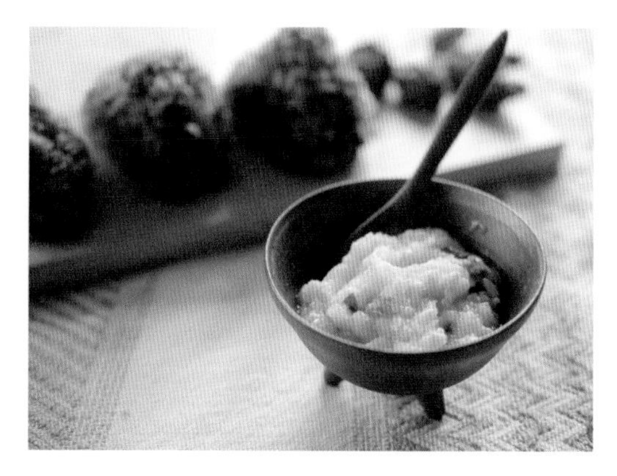

Onion and Oba Koji
玉ねぎ大葉麹

甘味があり、何に入れてもおいしい、大好きな麹料理です。わが家では万能調味料として常備して、大活躍しています。

○材料
米麹……50g
塩……10g
玉ねぎ……200g(すりおろし)
大葉(細かく刻んだもの)……10g

作り方
1. ボウルに米麹、塩を入れてよく混ぜ合わせる。
2. **1**にすりおろした玉ねぎと大葉を加えて、よく混ぜ合わせ、ラップをして発酵させる。
3. 室温で一晩おいてとろりとしたらできあがり。冷蔵庫で1週間くらい保存可能。

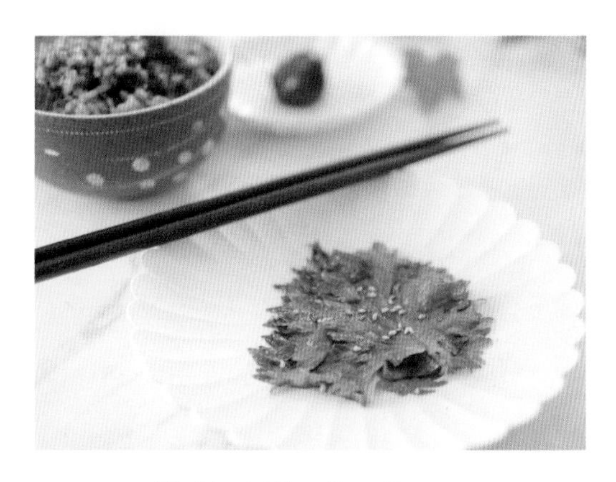

Pickled Oba Soy Sauce

大葉醤油麹漬け

大葉が旬の夏に常備したいソース。パスタとあえたり、ソーメンや冷や奴の薬味としても活躍します。大葉のさわやかな香りが楽しめます。

○材料(10枚分)
大葉……10枚
A
ごま油……大さじ2
醤油麹……大さじ1
白いりごま……小さじ2
ニンニク(すりおろし)……小さじ1

作り方
1. 大葉は軸を切り落とす。
2. **A**をボウルに入れ、よく混ぜ合わせる。
3. 別のボウルに大葉と**1**を交互に重ね、落としラップをして、冷蔵庫で1時間おいて完成。冷蔵庫で3日間ほど保存可能。

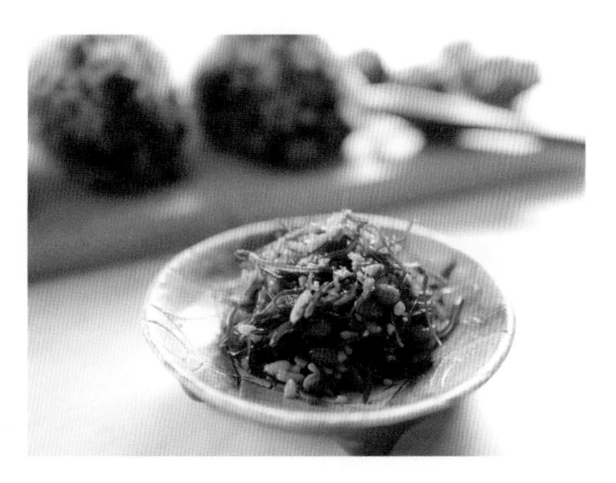

Natto Koji

納豆麹

旨味たっぷりで、色々なものに混ぜておいしい、お気に入りの発酵常備菜です。納豆と麹で腸が美しくなり、ごはんのおかずにもぴったりです。

○材料(作りやすい分量)
醤油……50ml
みりん……30ml
酒……20ml
にんじん……1/2本(細切り)
乾燥麹……100g
納豆……100g
塩昆布……15g
ヘンプシード(または白いりごま)……10g

作り方
1. 鍋に醤油とみりんと酒を入れて火にかける。煮立ったら、にんじんを加えてさっと混ぜて火を止める。
2. 乾燥麹はもみほぐしてバラバラにしておく。
3. 粗熱をとった**1**をボウルに移し、**2**の麹を混ぜる。
4. **3**に納豆と塩昆布を加えて混ぜる。
5. なじんだらヘンプシードを加えて混ぜ合わせ、冷蔵庫で一晩寝かせて完成。冷蔵庫で1カ月保存可能。

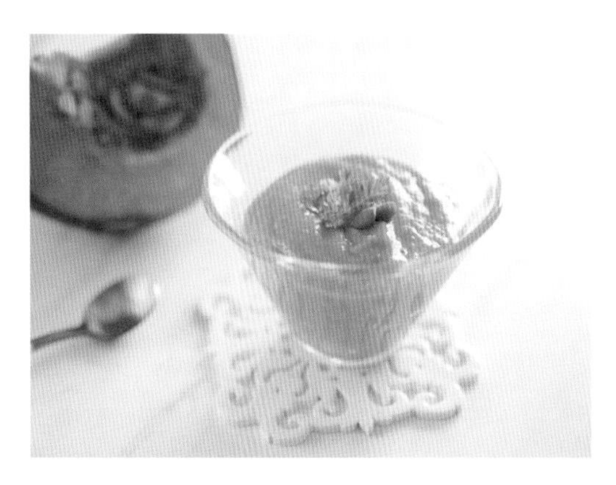

Pumpkin Koji

かぼちゃ麹

砂糖を使わずに、かぼちゃと麹を発酵させるとあら不思議、とっても甘くなって、子どもも大好きな味に。そのまま食べても、甘味料にしてもOKです。

○材料(作りやすい分量)

かぼちゃ(完熟。種と皮を取り除いたもの)……200g
麹……150g
水……150ml
塩……ひとつまみ

作り方

1. かぼちゃを一口大に切り分けて、蒸し器でやわらかくなるまで蒸す。
2. かぼちゃを蒸している間に、麹を手でよくほぐす。
3. 炊飯器に**1**と**2**、水を入れてよく混ぜる。
4. 炊飯器のふたは開けたままにし、濡れ布巾をかぶせたら保温スイッチを入れる。この状態で6～8時間保温して発酵させる。ヨーグルトメーカーで発酵させる場合は60度設定で8時間保温する。
5. 発酵が完了したら、塩を入れてフードプロセッサーで攪拌してなめらかにして、できあがり。冷蔵庫で3日間ほど保存可能。

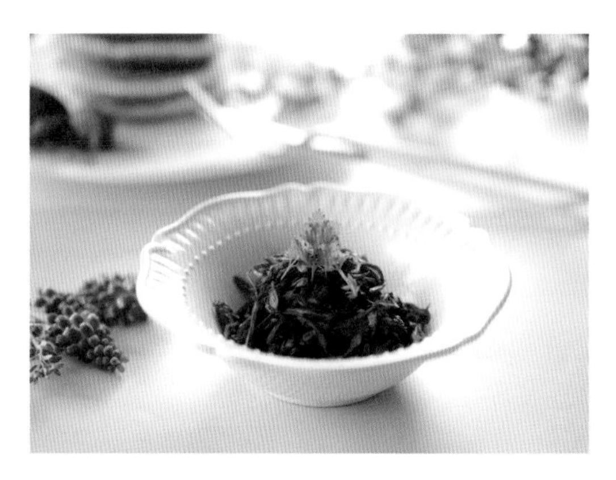

Purple Cabbage Sauerkraut

紫キャベツザワークラウト

発酵させることで乳酸菌が増え、腸内環境を整えるのに役立ちます。紫キャベツの色味をサラダに加えて、華やかさと栄養をアップさせて！

○材料(作りやすい分量)

紫キャベツ……500g(千切り)
塩……10g(キャベツの重量の2%)
レーズン……適量
キャラウェイシード……大さじ1
クミンシード……大さじ1(少し炒る)
オレガノパウダー……大さじ1
ローリエ……1枚
唐辛子……1/2本(種を取り除く)

作り方

1. ボウルに紫キャベツと塩を入れ、キャベツがしんなりするまで手でよくもむ。
2. **1**に残りのすべての材料を加え、よく混ぜる。
3. **2**を熱湯消毒した容器に移して、隙間に入った空気を、しっかりと手で押し出す。
4. 空気に触れている表面をカバーするために、キャベツの外側の葉をのせ、キャベツ(千切り)が完全に液体に浸かるまでふたをしておく。
5. 3～10間日発酵させたら食べごろに。夏は3日間ほど、冬なら7～10日間ほどで食べごろになる。冷蔵庫で7～10日間程度保存可能。

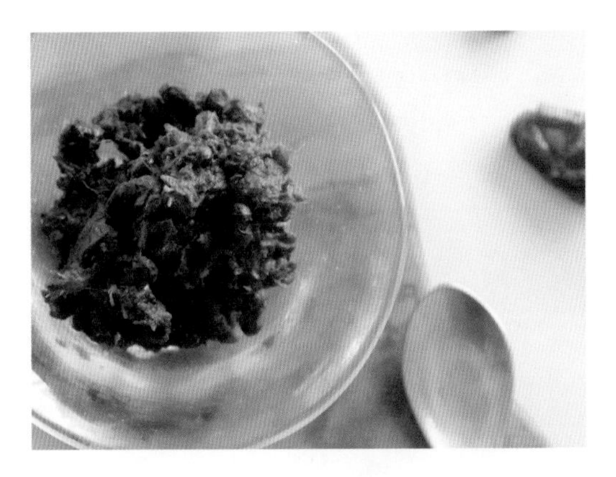

Fermented Sweet Red Bean Paste

発酵あんこ

おなかにやさしく、心もほっとする味の発酵あんこ。甘味料は使わず、麹と小豆だけで自然な甘みのあんこができます。

○材料(作りやすい分量)

小豆……200g
水……600〜800ml(様子をみて調整)
塩……小さじ1/2弱
米麹(乾燥)……200g(小豆と同量)

作り方

1. よく洗った小豆と、たっぷりの水(分量外)を鍋に入れ、火にかける。沸騰したらそのまま5分煮て、ザルにあけて湯を捨てる。これで渋切り(あく抜き)が完了。
2. 鍋に小豆と新しい水600〜800mlを入れて火にかける。沸騰したら弱火にし、小豆がやわらかくなるまで、アクを取り除きながら、60分ほど煮る。途中水分がなくなるようなら、水を1カップ足す。
3. 小豆が指で簡単につぶれるくらいになったら塩を加え、少し煮詰めて水分を飛ばす。
4. 60度くらいまで冷ました**3**と、手でほぐした米麹、水1/2〜1カップ(分量外)を炊飯器に入れ、混ぜる。水の量は、小豆と麹がお粥くらいの固さになるくらいが目安。水が少な過ぎると発酵がうまくいかず、多過ぎても水っぽくなる。
5. 炊飯器のふたは開けたままにし、濡れ布巾をかぶせたら、6〜8時間保温状態にして発酵させる。
6. 2〜3時間ごとに全体をかき混ぜ、濡れ布巾が乾燥してきたら新しいものに替える。固くて混ぜにくい場合は、水を適量入れる。発酵が完了したら、できあがり。冷蔵庫で3〜5日間程度保存可能。

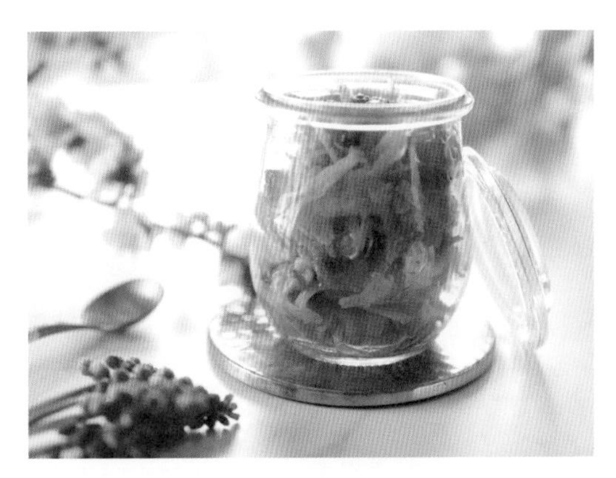

Medicinal Carottes Râpées

薬膳にんじんのラペ

にんじんの水分を絞って液に浸け、味を染み込ませます。にんじんのベータカロテン、レーズンのアントシアニンが目の疲れに作用します。

○材料(作りやすい分量)

にんじん……1本
塩……にんじんの重さの1%の分量
レーズン……大さじ2
クコの実……大さじ1
くるみ(ロースト)……大さじ2(細かく刻む)

A

ニンニク(すりおろし)……小さじ1/2
白ワインビネガー……大さじ2
オリーブオイル……大さじ3
塩……小さじ1/4
ブラックペッパー……少々
クミンシード……小さじ1(少し炒る)

作り方

1. にんじんをチーズグレーターですりおろすか、千切りにし、にんじんの重さに対して1%の分量の塩を混ぜ合わせ、5分ほど置く。
2. **1**のにんじんから水分が出てきたら、手でしっかり絞る。
3. **A**をすべて混ぜ合わせ、**2**とレーズン、クコの実、くるみを混ぜ合わせて完成。一晩冷蔵庫に置くと、味が染み込んでおいしくなる。冷蔵庫で5〜7日間程度保存可能。

\ topic2 /

私のお気に入り！

お店 & 食材紹介

私がよく行くお気に入りのお店と、よく使う食材をご紹介します。
レストランはベジタリアンの方でも安心して口にできる絶品揃いです。

お店

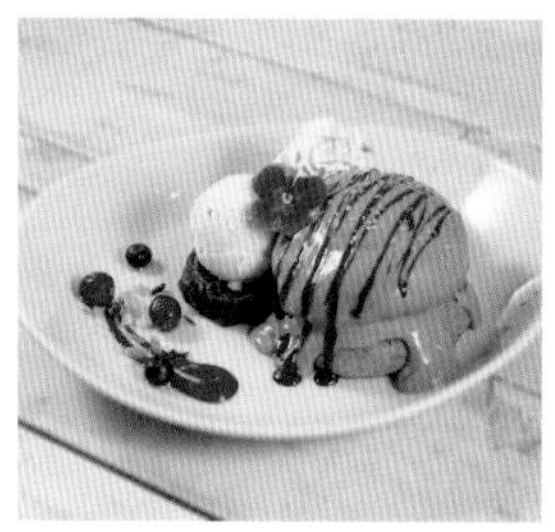

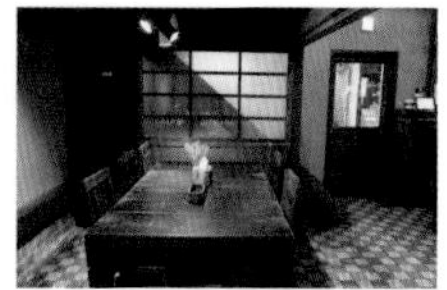

いつもオーダーするヴィーガングルテンフリーの京都限定「抹茶パンケーキ」（左）。おいしすぎて感動！

1. AIN SOPH. Journey KYOTO（アインソフジャーニー京都店）

ヴィーガンレストランです（銀座店、新宿店、池袋店もあり）。京都店限定のグルテンフリー抹茶パンケーキが絶品。すべてのお料理がおいしくて、おすすめです。

住所：京都府京都市中京区新京極通四条上ル中之町538-6
TEL:075-251-1876　https://www.ain-soph.jp/journey-kyoto

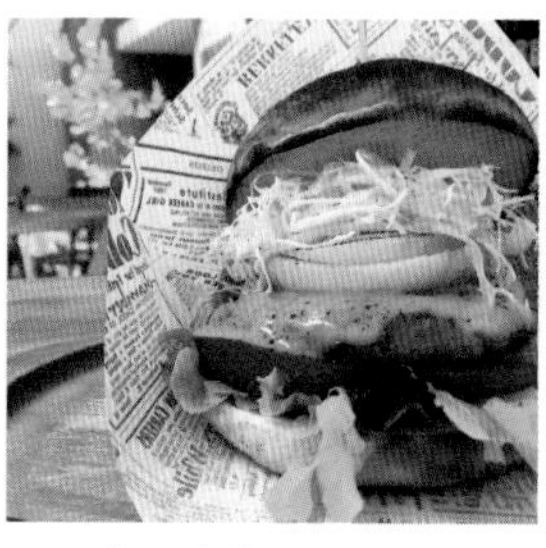

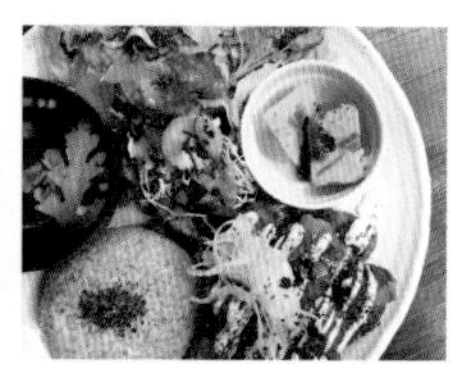

人気の「ヴィーガンバーガー」はボリューム満点で、男性にもおすすめです！（左）

2. パプリカ食堂 Vegan

大阪心斎橋にある完全ヴィーガンレストラン。大好きなお店で、少し働かせていただいていたことも。すべてのお料理がおいしいです。各種定食（写真右）も栄養バランスがよく、大満足！

住所：大阪府大阪市西区新町1-9-9アリビオ新町1F
TEL:06-6599-9788　https://www.instagram.com/papurika_vegan/

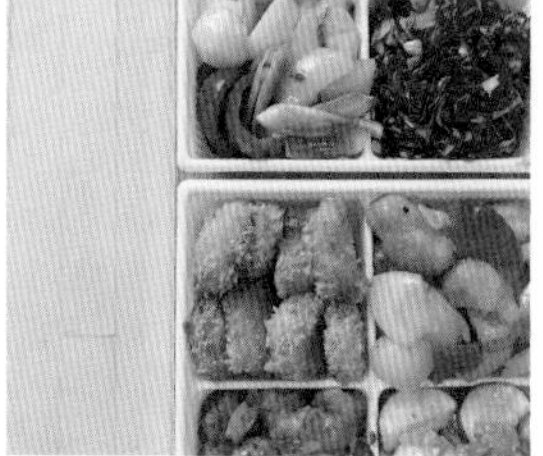

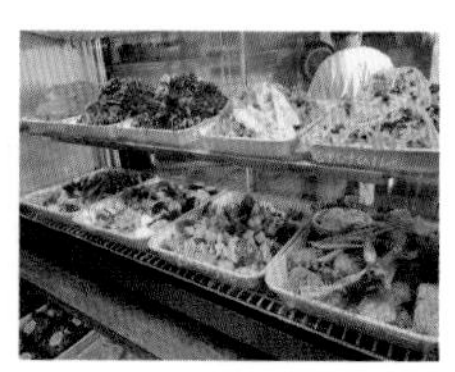

オーナーの岩崎亜希さんが作る絶品デリの数々。彩り豊かで心までハッピーに。

3. ごはんやハレノヒ。

テイクアウト専門店で、ベジ対応もあります。とてもすてきなご夫婦が経営されていて大好きなお店。「アグリカフェあまてる」のヴィーガンお菓子も置いていただいています。

住所：長野県佐久市岩村田2329-1
TEL:0267-78-3155　https://ja-jp.facebook.com/gohanyaharenohi/

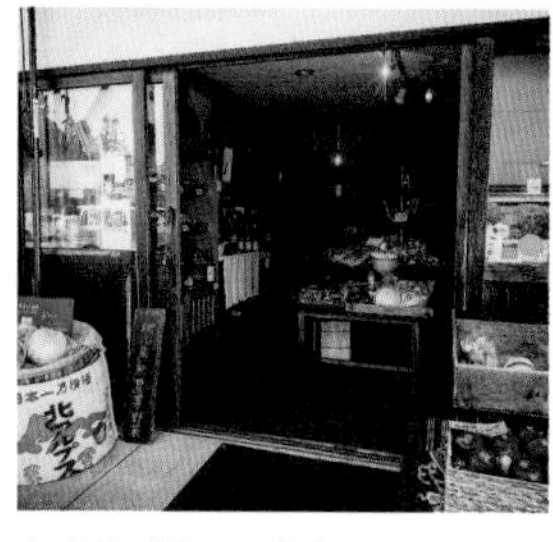

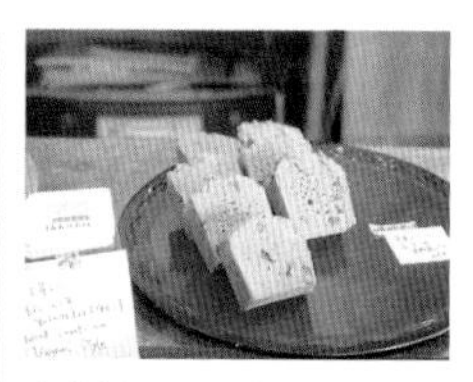

家庭料理研究家の崎元生歩子さんが作るヴィーガンスイーツが絶品でおすすめです。

4. よろづやいっかく

長野県安曇野の穂高神社前にある、すてきなご夫婦が経営されている大好きな自然食品店です。生産者のストーリーや野菜の食べ方も紹介し、家庭料理を応援したいという想いでお店を経営されています。

住所：長野県安曇野市穂高5971-3
MAIL:ikkakuyorozu@gmail.com　https://ikkaku-yorozu.com

食材

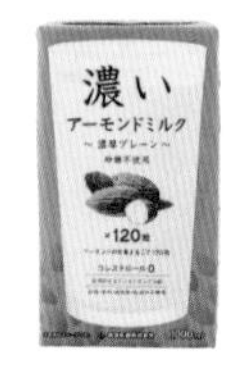

1. 筑波乳業の「濃いアーモンドミルク～濃厚プレーン～」

一番好きなアーモンドミルクです。アーモンドの自然な甘味とコクで、まるで生クリームのような味わいです。（筑波乳業株式会社 https://www.tsukuba-milk.co.jp/）

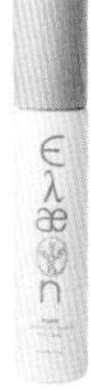

2. エレオンの「オーガニックエクストラバージンオリーブオイル」

無農薬・無化学肥料栽培で、地球と人を大切に伝統的な手法によって作られた、最高品質のとてもおいしいオリーブオイルです。（株式会社ルミナプラス https://www.eleonjapan.com）

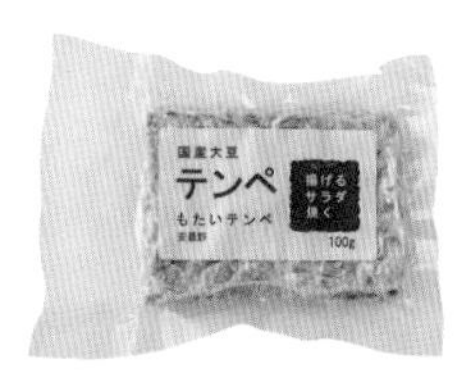

3. もたいテンペの「国産大豆テンペ」

テンペは、茹でた大豆をテンペ菌で無塩発酵させたインドネシアの伝統的な発酵食品。もたいテンペさんは、とても濃厚で美味しい大好きなテンペです。黒豆やひよこ豆テンペもおすすめです。（もたいテンペ https://www.kinokoen.net）

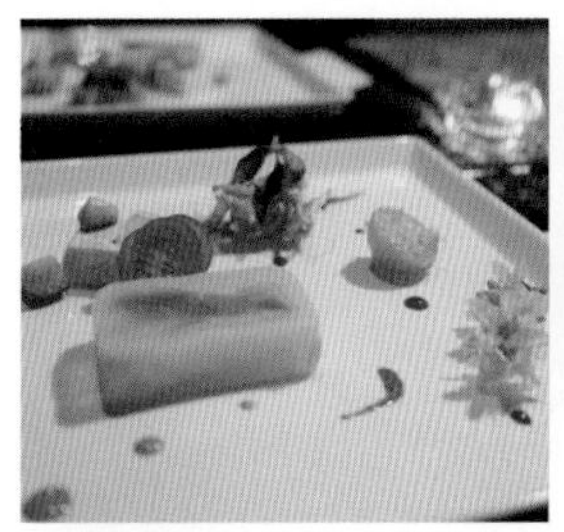

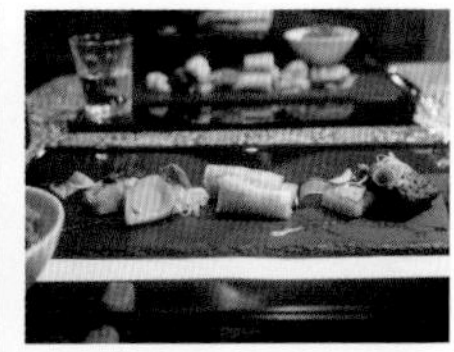

お気に入りのmanayaごはん。繊細で美しいお料理の数々に癒やされます。

5. manaya

ご家族で経営されているヴィーガンレストラン。元日本食の料理人のご主人が作るお料理は美しく、やさしい味のすばらしいベジ料理です。月に1回、鍼灸施術会もさせていただいています。
住所：長野県安曇野市堀金烏川1528-1
TEL: 0263-31-0901　https://manayakaiseki.wixsite.com/manaya-azumino

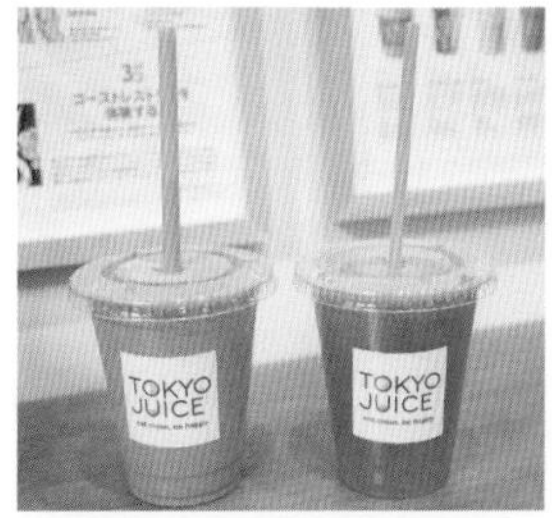

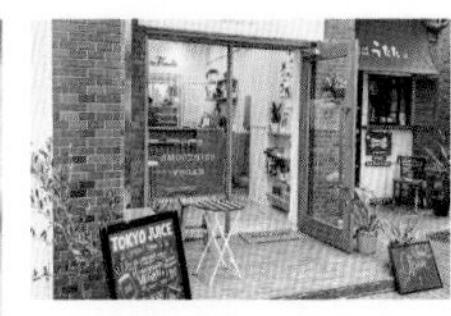

「激ウマ抹茶プロテインスムージー」は大好きなメニュー。濃厚で、抹茶好きな方におすすめ。

6. TOKYO JUICE（東京ジュース）表参道店

表参道と半蔵門にあるコールドプレスジュース屋さん。食材もオーガニックのものを使うなどこだわりがあり、魅力的なスムージーやヴィーガンスイーツもある大好きなお店。
住所：東京都渋谷区神宮前3-1-24
TEL:03-6883-3602　https://tokyojuice.co.jp/ja

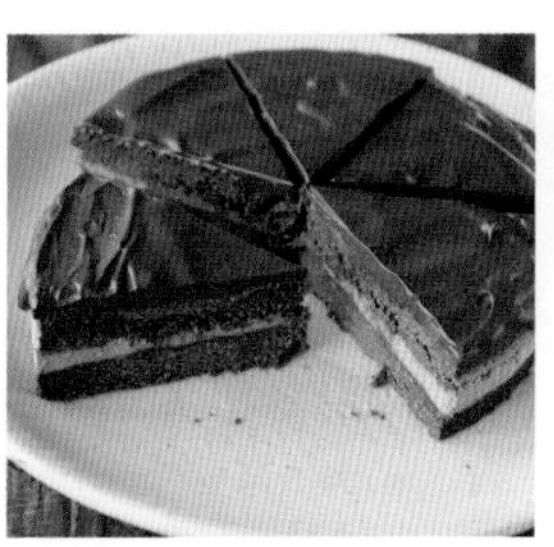

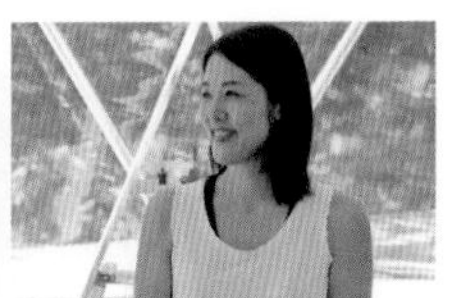

オーナーの西村直子さんの作る「ローチョコレートケーキ」は、ほっぺが落ちるくらいおいしくてお気に入り。

7. Pure Prants（ピュアプランツ）

長野県望月でとてもおいしいロースイーツやヴィーガンスイーツをオンラインショップで販売しています。リトリートや瞑想会など、魅力的なワークショップも開催しているすてきなお店です。
住所：長野県佐久市協和6808-7
TEL（菓子工房）:080-4381-7765　https://pure-plants.com

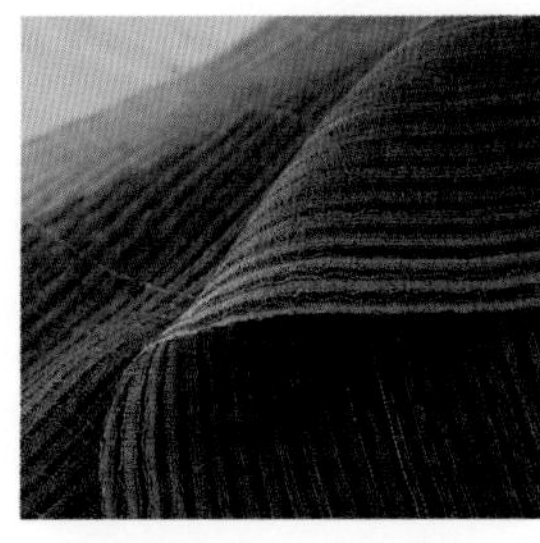

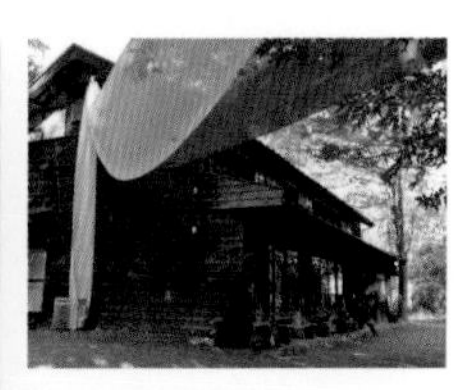

伯母の真木千秋の自然素材への思いがたくさん詰まった布や作品にいつも感動します。

8. 真木テキスタイルスタジオ

伯父と伯母が経営する染織スタジオ。北インドの工房でタッサーシルクなどの自然素材を草木染めし、手織で布や服を製作、東京のスタジオを拠点に販売しています。サステナブルなものづくりをしています。
住所：東京都あきる野市留原704
TEL:042-595-1534　http://www.itoito.jp

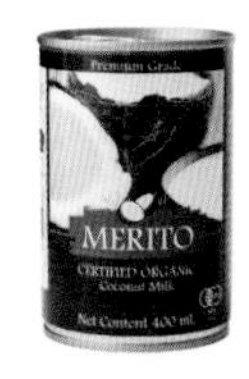

4. MERITO（メリトー）の「オーガニックココナッツミルク」

ココナッツミルクホイップは、いつもこれを使って作りますが、よく固まります。アイスクリームなどもこれで作ると本当においしいです。オーガニックなことも魅力的です。（有限会社志立 http://shidachi.co.jp）

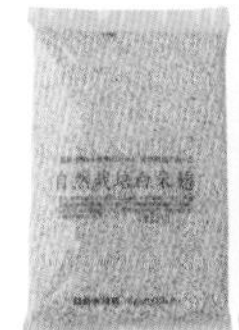

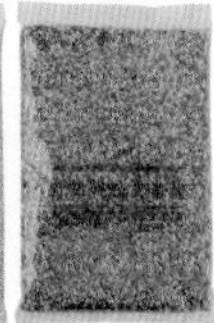

5. マルカワみその「自然栽培白米麹」「自然栽培玄米麹」

自然栽培米で作っている安全な麹で、よく使わせていただいています。玄米麹や白米麹などを選べるのも魅力的。（マルカワみそ https://marukawamiso.com/item/kouji-sizenhakumai.html）

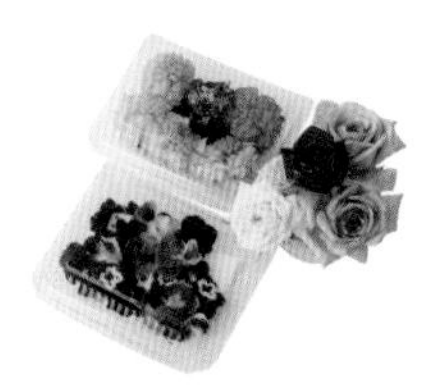

6. エディブルガーデンの「エディブルフラワー」

エディブルガーデンでは、無農薬のバラやエディブルフラワーを販売しています。香りもとてもよく、しあわせな気持ちになります。（エディブルガーデン https://ediblegarden.flowers/）

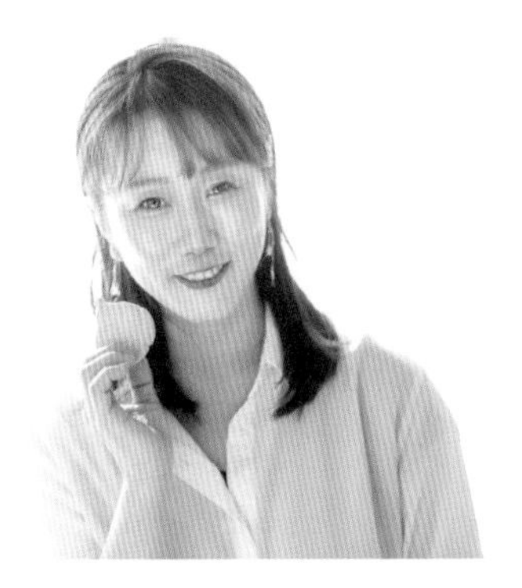

プロフィール

田中明緒 たなかあきを

ベジ料理研究家。鍼灸師。「アグリカフェあまてる」にてヴィーガンレシピ開発や料理教室の開催、鍼灸施術を行う。自身の重度の食物アレルギーの経験から、アレルギー体質の人や様々な理由で動物性食品を摂取しない人も含め、「すべての人が笑顔で共有できる食やレシピを提供したい」という思いで活動。第4回「ナチュラルフード・新レシピ発掘オーディション」スイーツ部門グランプリ（2021年）。ローフード国際認定（日本リビングビューティー協会）取得。日本CI協会認定インストラクター（師範）。日本鍼灸医学会員（経絡治療）。全米ヨガアライアンスRYT200修了。

「アグリカフェあまてる」
長野県上田市仁古田1577
営業時間9:00-19:00（予約制/不定休）
〈インスタグラム〉
https://www.instagram.com/akki_v_/
〈オンラインショップ〉
https://amateru123.thebase.in
〈YouTube〉
https://youtube.com/channel/UCLRyrDNZXdXurfYIcYesnfA
〈鍼灸サロン〉
https://lumierehealing.studio/

参考文献
『実用中医薬膳学』(辰巳洋／著　東洋学術出版社／刊)、『中医学ってなんだろう　1人間のしくみ』(小金井信宏／著　東洋学術出版社／刊)、『薬膳・漢方 食材&食べ合わせ手帖』(喩静、植木もも子／監修　西東社／刊)、『薬膳素材辞典』(辰巳洋／著　源草社／刊)、『ミドリ薬品漢方堂のまいにち漢方食材帖』(櫻井大典／著　ナツメ社／刊)、『みんなの臓活』(尹生花／著　ワニブックス／刊)、『マンガでわかる はじめての和食薬膳』(武鈴子／著　家の光協会／刊)

撮影：宗野歩(カバー、P24、P64、P20～21、P35～37、P52～53、P69～71、P86)、
舟見哲也(人物写真)、田中明緒(その他レシピ写真)
イラスト：滝澤さや香
デザイン：北田彩
編集：揚石圭子

『薬膳 Vegan healing recipe』
著者　田中明緒

発行日　2021年7月27日初版発行

発行者　吉良さおり
発行所　キラジェンヌ株式会社
〒151-0073東京都渋谷区笹塚3-19-2青田ビル2F
TEL:03-5371-0041／FAX:03-5371-0051
印刷・製本　日経印刷株式会社

ISBN978-4-906913-97-8 C2077